專業物理治療師 20 年護腎關鍵筆記

圖解
示範 **慢性腎臟病友的**
護腎運動健康學

陳德生◎著

ll₂O 原水文化

PART3 慢性腎臟病常見共病與運動治療 81

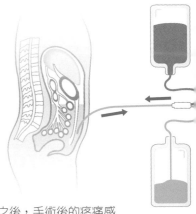

PART5 # 血液透析患者的生活　

什麼是血液透析？　

血液透析患者的運動保健　

BOX 肌力訓練分成三種類型

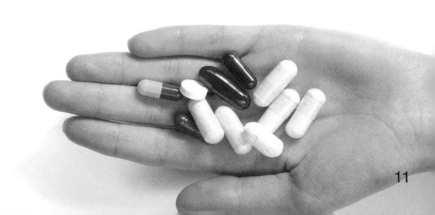

PART7 透析患者有哪些社會資源？ 217

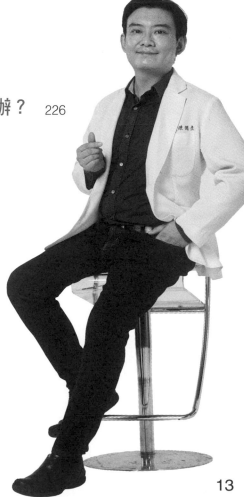

大方露出你的洗腎管

謝文憲（企業講師、作家、主持人）

我與作者：陳德生，跟書中所提的俠醫：林杰樑醫師雷同，我們身上都有著好像不可告人的身體障礙，或者說缺陷，但我們都勇敢、積極的面對人生。

我與德生認識，是在「專業簡報力」的課程中，隨後在高雄舉辦的「說出生命力演講比賽」、「說出影響力與同學會」、「教出好幫手」、「寫出影響力」課程中，有了更深的接觸。

有缺陷的障礙者，大多能輕易用肉眼辨識，有些則不行，當德生說到：「我是台灣少數洗腎、換腎的病友，同時也是醫療人員（物理治療師）」的時候，台下所有觀眾都跟我的表情一樣：「怎麼可能？」

正是書中所言：「大方露出你的洗腎管」一句話震撼了我，我因為視差，兵役體檢被判定為「乙種國民兵」，2019 年被判定罹患攝護腺癌，我依然樂觀面對我的人生，乖乖遵循醫囑，從此，我的生命走向另一條看似岔路，但或許是另類的康莊大道。

德生的病症比我嚴重十倍，我每回見到他，總能感受他弱小身軀，但卻帶有滿滿生命力的熱情，我在他二度洗腎後的幾次見面，總想跟他說些鼓勵的話，但他總有無比的衝勁，逼出我的正能量，於是我們兩位病友的交談內容，都是跟生病無關的生活話題。

他們也可能需要你我的幫忙，接下來讓我們來聽……。」

那時我幫忙輔導的學員，是位年輕的妹妹，她因為腦部異常放電（俗稱癲癇）在班上常被霸凌，她想說出她的故事，雖然她「看起來」好手好腳，可是在某些事情上的確需要別人的幫忙。

經過這幾年，我覺得當年的引言，好像也在對著自己說一樣！

身為洗腎患者，很多時候我們都希望能「正常」過日子，但是在現實層面上，就是有很多「不正常」的事。不論是飲食限制或是併發症，就是跟一般人不一樣，洗腎患者容易抽筋、頭痛、肌少症、血壓不穩定、噁心嘔吐，這些都很常見，甚至有些洗腎患者也合併神經性疾病，容易手麻腳麻，有些人還會有肌肉萎縮的風險。

「看起來好手好腳啊！」是的，有很多洗腎患者走在路上也不會有人察覺他生病；還有很多洗腎患者的身體功能仍然非常好，像是已故的俠醫林杰樑醫師，也是洗腎患者，他生前還是非常活躍地幫助全民把關健康！

但可以申請極重度殘障手冊的洗腎患者，「極重度」不是喊假的！是真的會很常需要別人幫忙的！當然，我並非鼓勵跟我一樣的洗腎患者「討拍」，因為一般人看到洗腎患者也真的是「好手好腳」，但若真有需要別人適時幫忙一定要主動開口。勇於求助並不會低人一等，反而解決目前的困境，才會有能力回饋社會。慢性腎臟病患者也是一樣，被幫助時就大方接受，有能力有機會再回饋。

「大方露出自己的洗腎管」是一種比喻，洗腎患者在真的有需求時，勇敢開口請人幫忙，也讓自己有更多機會回饋，形成善的循環！

⇥ 物理治療師教的運動跟你想的不一樣

　　一般人想到運動可能是球類運動或是百米、跨欄、馬拉松等，但是物理治療師提到運動時，說的是「治療型」運動。也許你聽過幫五十肩患者做治療的鐘擺運動，或是幫下背痛患者做的核心肌群穩定訓練，這些特殊的運動動作，都是物理治療師依據疾病類型及失能狀況「設計」出來的運動方式。

　　每個人的狀況都不一樣，所以運動的設計就會有所不同。

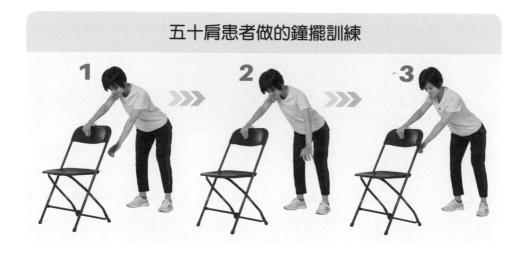

五十肩患者做的鐘擺訓練

　　像是一樣下背痛的患者，有些人是因為核心肌群的力量不足，而核心肌群又可以再細分成「橫膈膜」、「多裂肌」、「腹橫肌」、「骨盆底肌」等不同的肌肉。

　　每個人看起來體型就不一樣，下背痛的成因也千百種，物理治療師會透過動作測試、徒手測試等方法來檢查評估造成病患疼痛的根源。

核心肌群

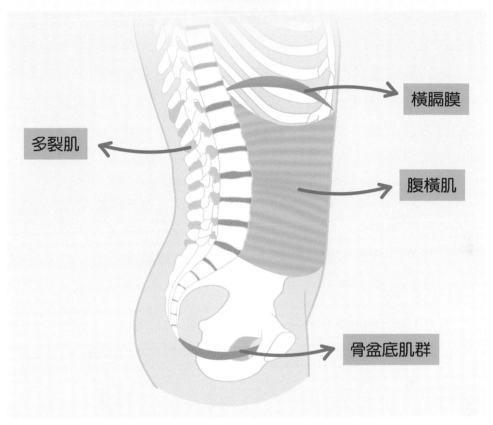

横膈膜

多裂肌

腹横肌

骨盆底肌群

　　舉例一位 80 歲的阿嬤，長期下背痛，身形看起來胖一點，骨盆明顯後傾，雙膝因為退化而行動不便，這時候物理治療能夠幫上忙的方式就是先找到阿嬤在日常生活中最在乎的事，原來阿嬤希望她可以帶著孫子去巷口的 7-11 一起買點心，那麼就可以根據這個目標來設計出適合阿嬤的治療型運動。

物理治療師會測試檢查評估造成病患疼痛的根源。

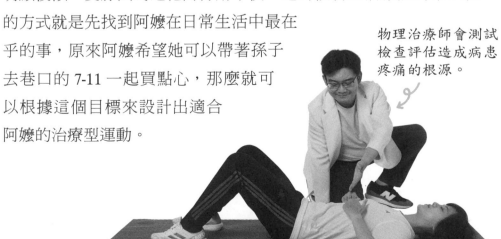

所以阿嬤的運動需求不會是打籃球、跑馬拉松，而是可以走到巷口再回來就好，「教會阿嬤正確且安全的使用枴杖」的運動處方，就可以幫助阿嬤改善生活品質，更進一步來說，就是要加強訓練阿嬤的股四頭肌跟臀大肌，幫助阿嬤可以走得更平穩，所以物理治療師就幫阿嬤設計「扶著椅子的深蹲」，一般人練深蹲就是注意關節角度然後蹲下，但對於已經有嚴重退化性膝關節炎的阿嬤，直接向下蹲可能對膝蓋的壓力過大，所以需要扶著椅子，這就是物理治療師依據病人的情況設計出來的「**治療型運動**」。

所以本書提到的運動，就是會針對慢性腎臟病友及洗腎患者量身設計專屬的運動，盡可能讓有需求的讀者照書中的運動方式來幫助自己更加健康！

縱使疾病的情況可能無法逆轉，但是透過正確的運動方式以及心態的調整，我們還是可以提升生活品質，可以有精彩的人生！

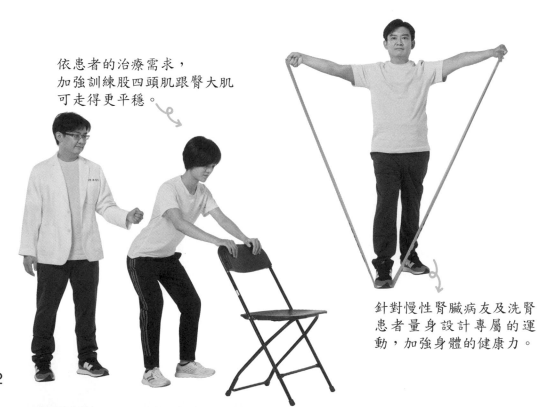

依患者的治療需求，
加強訓練股四頭肌跟臀大肌
可走得更平穩。

針對慢性腎臟病友及洗腎
患者量身設計專屬的運
動，加強身體的健康力。

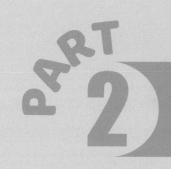

PART 2

慢性腎臟病時期

　　我們應用腎臟病分期的概念來給腎友「運動建議」，透過了解自己的腎功能分期，腎友知道自己在哪一期，知道什麼類型的運動適合自己，選擇正確且不傷身的運動，來讓自己更健康！

慢性腎臟病的分期

→ 看懂自己的健康報告很重要

對於腎臟科醫師來說，「抽血報告」是很重要的輔助參考。主要是檢驗血液中尿素氮（BUN）、肌酸酐（Creatinine）數值，這二個數值代表腎臟的代謝能力。

正常人每天產生的尿素氮跟肌酸酐都會經由腎臟排除，所以在血中的數值，正常來說一般人都很低。每個人都有二顆腎臟，即使其中一顆功能已經下降，還是能維持正常生活運作，因此在抽血報告裡，不會立即看出尿素氮跟肌酸酐上升，二顆腎臟可以互相分配工作、休息，腎臟的使用年限其實非常久。

之前有聽過一個說法，好好照顧的話，一般人的腎臟可以用三輩子，一輩子自己用，另外可以捐贈給二個人各用一輩子！反過來說，如果在抽血報告看到這二項指標有異常，病人是「慢性腎臟病」的機率就很高了。

雖然抽血在慢性腎臟病初期可能驗不出來真正的腎功能，但是尿液檢查、超音波檢查還是可以看出差異，所以腎臟科醫師通常都會加做這二項檢查來早期發現慢性腎臟病。

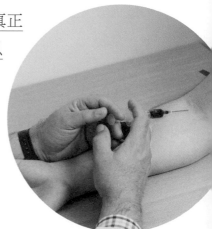

特別是尿液常規檢查中的「輕微血尿」或是「蛋白尿」，常常被民眾輕忽，有血尿以及蛋白尿的情況，可能是非常嚴重的問題，一般人可能覺得沒有看到尿液裡有泡泡，或是尿裡面有血，就不需要太擔心，但早期的血尿，跟糞便潛血一樣，是肉眼看不到的，需要檢驗室的檢查才知道。

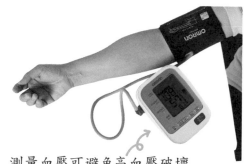

測量血壓可避免高血壓破壞腎臟的血液過濾系統。

我們一般人最能夠自己注意的，第一，就是好好地量血壓，高血壓的情形下，會因為血液壓力過大，破壞腎臟的血液過濾系統，造成腎功能的損傷，而腎功能下降又會造成高血壓，是惡性循環，所以高血壓是早期最需要注意的警訊之一。

第二，就是定期驗尿、驗血，檢查的數據報告如下表，特別要注意的就是尿素氮和肌酸酐，這二個數值越高，代表腎功能越差，但是尿素氮容易受到其他狀況影響數值，如脫水、服用利尿劑、腸胃道出血、感染、食物攝取等。

因此參考肌酸酐數值較為準確，肌酸酐是肌肉活動所產生的廢物，正常的腎功能可以排除血液中過多的肌酸酐。

以下是常見的抽血報告，以及其正常值範圍，每家醫院對於正常值範圍會有些不同，建議以自己定期回診醫院的數據為準。

| 血液檢查數值表 |

檢驗項目	正常值範圍	簡易說明
尿素氮 BUN	5 ～ 25 mg/dl	腎功能指標之一，但容易受飲食或藥物影響，須配合肌酸酐參考。
肌酸酐 Cr	0.7 ～ 1.4 mg/dl	腎功能指標之一，腎功能受損時，數值會上升。
腎絲球過濾率 eGFR	> 90 ml/min/1.73 ㎡	評估腎臟功能，受年齡及性別影響，且可依數值決定分期。
白蛋白 Albumin	3.5 ～ 4.0 g/dl	評估營養狀況，數值太低，表示營養不良。
血色素 Hb	10 ～ 11 %	數值太低，表示貧血。
血磷 P	2.5 ～ 4.5 mg/dl	腎功能異常時會升高，容易造成腎性骨病變、皮膚癢、血管鈣化。
血鈣 Ca	8.4 ～ 10.2 mg/dl	◆ 數值過高，會昏迷。 ◆ 數值過低，易肌肉痙攣，配合血磷報告決定營養、藥物調整。
尿酸 UA	2.4 ～ 7.2 mg/dl	數值過高，容易導致痛風性關節炎。
膽固醇 Chol	< 200 mg/dl	數值過高，容易造成動脈硬化、冠狀動脈心臟疾病。
三酸甘油脂 TG	< 150 mg/dl	數值過高，容易急性胰臟炎、動脈硬化。
低密度膽固醇 LDL-C	< 100 mg/dl	不好的膽固醇過高時，容易使動脈硬化、阻塞血管。
血鈉 Na	137 ～ 153 mEq/l	代表身體內水分平衡狀態。
血鉀 K	3.5 ～ 5.3 mEq/l	腎臟病時有可能會過高，容易引起心律不整，甚至心臟停止。
糖化血色素 HbA1C	< 7 %	了解近三個月血糖控制情況。是糖尿病患的重要指標。
空腹血糖 AC sugar	◆ < 100mg/dl ◆ 糖尿病 70 ～ 130mg/dl	數值過高，會加速腎功能退化。

　　下面是常見的尿液檢查以及正常值，同樣每家醫院的數值也會有些許不同，請以自己定期回診的醫院為主。

｜尿液檢查數值表｜

檢驗項目	正常值範圍	簡易說明
尿中潛血	陰性	尿中不該有血，但女性生理期時有時會驗到。
尿蛋白	陰性	正常尿中的蛋白質極低，但有時大量運動後及女性生理期也會驗到。
24 小時尿蛋白	<1.5 g/ 日	24 小時尿液檢查，請交由專業醫師判讀。

→ 腎功能的分期怎麼估算呢？

估算 腎絲球過濾率公式（eGFR equation）

$$\text{Cockcroft-Gault equation：} \frac{140-年齡（歲）\times 體重（公斤）}{血清肌酸酐（mg/dl）\times 72}$$

※ 若是女性還需再乘以 0.85 校正肌肉量較少的情況。

　　上面這個公式是腎功能分期的公式 eGFR（estimated Glomerular filtration rate，估算的腎絲球過濾率），公式跟年紀、性別、體重，以及最重要的血清肌酸酐有關，通常年紀越大，腎功能越差，這可以理解成正常老化的過程，隨著年紀增加，腎功能會逐年下降。

　　同時要注意的是這公式是「估算」的腎絲球過濾率，既然是「估算」，就表示有一定的誤差值，但是現階段來說，這已經是相對準確

的計算方式。以下就是公式算出來數值代表的慢性腎臟病分期。

| 慢性腎臟病分期 |

期數	eGFR 數值
第 1 期	大於 90，且合併實質腎損傷*
第 2 期	60 到 90 之間，且合併實質腎損傷*
第 3a 期	45 到 60 之間
第 3b 期	30 到 45 之間
第 4 期	15 到 30 之間
第 5 期	小於 15

※「*」：尿中有蛋白尿、血尿，或是超音波影像有異常。

慢性腎臟病的分期，最重要的目的是決定治療方向，而不是洗腎的條件，需不需要洗腎是依病人的臨床表現，而不是依慢性腎臟病的分期，沒有說慢性腎臟病到了第 5 期一定就要洗腎。

慢性腎臟病的分期，可以讓醫師決定要用什麼程度的藥，也可以讓營養師來判別此時的飲食限制以及需要的營養補充。

在這本書，我們也會應用這樣的分期概念來給腎友「運動建議」，透過了解自己的腎功能分期，腎友知道自己在哪一期，知道什麼類型的運動適合自己，選擇正確且不傷身的運動，來讓自己更健康！

→ 穿刺手術是什麼？一定要做嗎？

「來，趴好哦！等一下會先消毒，會有點冰冰涼涼的，然後會打一針麻醉，一點點痛痛的，接下來就趴著休息就好。」

醫師說明著穿刺的過程，但是我的腦子一片空白，根本聽不進去，而且，我只有 15 歲呀！誰聽得懂？

第一次接受腎臟穿刺檢查是在我 15 歲時。其實更小的時候，醫師就有建議要穿刺檢查了，但家人擔心我年紀太輕不敢同意，就等我到 15 歲，好像變成大朋友了，在醫師強烈的建議下，爸爸才同意我做穿刺檢查。

幾乎所有腎臟病患者都會經歷穿刺手術的過程，除了尿液、血液檢查之外，腎臟穿刺切片檢查是診斷腎臟疾病最重要的檢查項目之一，經過穿刺檢查可以判斷腎臟損壞的程度、預後及治療方針，當腎臟科醫師發現有血尿、蛋白尿、水腫等情況，要進一步確定病患的腎臟功能時，就會進行腎臟穿刺檢查，以決定藥物治療的方針。

當年（1997 年）我趴在高雄長庚醫院的病床上，應該是醫師進來跟媽媽交代了一大堆注意事項，但我因為情緒過於緊張，根本聽不進去，也聽不懂，就乖乖趴在病床上等著醫師來做穿刺檢查。

一開始的感覺如同醫師所說，有冰冰涼涼的酒精塗在背上，接下來有刺痛感，「啊！」就是醫師說的麻醉針吧！整個背麻麻鈍鈍的。「不要動哦！深吸氣然後閉住呼吸，要打針了…」醫師這樣說，除了我深吸一口氣，我聽到我媽媽也深吸了一口氣，之後感覺有人推我的背，原來媽媽會深吸一口氣是因為那根針又粗又長，就這樣直直刺進我的背，她被嚇到了！

穿刺手術就在把針刺進去,又拿出來的過程中完成了,其實不到十秒鐘。接下來有位年輕醫師用手壓在我的背上,不知道壓了多久才又換成沙包壓住,我媽媽說那位年輕的醫師壓到睡著了,後面這個壓的過程就是直接加壓止血法,避免腎臟大出血。

沙包壓完之後,還是叫我平趴著不要動,麻醉漸漸退去的過程當中,我不會覺得背部會痛,只是要趴著不動很辛苦,我一直記得那時候趴太久了,覺得整個腹部肚子都好熱,媽媽就拿了萬金油之類的幫我塗在後背,結果肚子還是很熱,反而後背很冰更不舒服,我變成了冰火菠蘿油,超難受。

這是超過 20 年前的回憶,現在的腎臟穿刺手術先進很多,醫師會用超音波定位,用特殊的針來做穿刺檢查,大大降低手術的風險,但是手術的加壓仍然是必要的,而且術後也可能有血尿等問題,有任何的不舒服都要立即通知護理人員來處理,但整體而言,腎臟穿刺切片是個非常安全的檢查,同時也非常重要,所以如果醫師認為有需要做穿刺檢查,就請安心配合進行。

腎功能的檢查

非侵入性	侵入性
超音波、驗尿、X 光、斷層掃描等。	腎臟穿刺(或稱切片檢查)、抽血、內視鏡等。

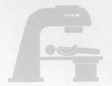

第一、第二期慢性腎臟病

eGFR 公式算出來的數值還在 60 以上，且合併有實質腎損傷（有蛋白尿、血尿，或是超音波影像有異常），此時就是第一、第二期的慢性腎臟病。

→ 自我檢視：泡、水、高、貧、倦

在台灣有 200 萬名慢性腎臟病患者，平均每 12 個人就有 1 個人是慢性腎臟病患者，但是可怕的是有九成的慢性腎臟病患者不知道自己是病人，沒有做任何的追蹤及治療，等到發現時，為時已晚就已經要洗腎了！

想必任何人應該都無法接受自己第一次看腎臟科就被醫師判定要洗腎吧！這是非常正常的心理反應，明明平常都好好的，怎會突然就要洗腎呢？其實身體一定早就有警訊，只是一般人沒有察覺到，在無心的放任之下，慢性腎臟病就演變成洗腎的地步了。

所以最重要的就是早期檢查及追蹤，現代會用『泡、水、高、貧、倦』五字口訣來自我檢視。

有沒有發現，在所有的指標中，「容易疲倦」是比較籠統的一個指標，我個人的建議如下，現代人上班壓力大，每個人都容易疲倦，如果你是上班一條蟲、下班一條龍，這種疲倦可能不是腎臟造成的（可能單純有職業倦怠），如果你連下班後都提不起勁去做原本喜歡的事，像是看電影或是跟朋友出去，甚至原本喜歡看書的人都看不下去，只想要睡覺，這樣的疲倦感不只影響工作，也影響生活，那就有可能是腎臟出了問題，要趕快找腎臟科醫師！

41

如果早期發現，腎臟病的分期是在第一期，或是第二期，不要太擔心，好好地保養，還是可以享受工作與生活！

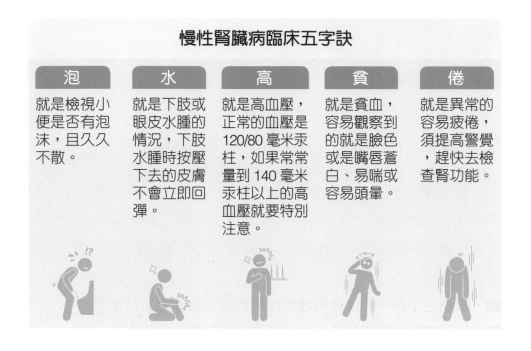

慢性腎臟病臨床五字訣

泡	水	高	貧	倦
就是檢視小便是否有泡沫，且久久不散。	就是下肢或眼皮水腫的情況，下肢水腫時按壓下去的皮膚不會立即回彈。	就是高血壓，正常的血壓是120/80毫米汞柱，如果常常量到140毫米汞柱以上的高血壓就要特別注意。	就是貧血，容易觀察到的就是臉色或是嘴唇蒼白、易喘或容易頭暈。	就是異常的容易疲倦，須提高警覺，趕快去檢查腎功能。

➙ 不反對食補，但要經醫師認可的處方

其實腎功能第一期及第二期還可以用食補來調整身體，但是一定要定期的抽血檢查以確定腎功能的狀況。在第一期跟第二期的慢性腎衰竭的患者身上，我覺得「飲食調整」比「食補」來得重要，少鹽少油、減少加工品、多吃天然食物，這些基本飲食相信大家都知道，可以加強的就是補充營養加上運動，像是運動前補充蛋白質，例如吃一顆水煮蛋，便宜又方便，就可以補充到蛋白質，讓肌肉訓練更有成效！

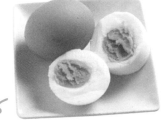

運動前，吃一顆水煮蛋可補充優質的蛋白質，補充身體的能量。

其他坊間流傳的偏方就不建議了，我真的有看過流傳一張 A4 大小的內容，羅列一些中藥材跟熬煮方式，傳說是可以有益腎臟，從南臺灣學生時代到台北工作階段，居然都看過這張流傳的內容，我是真的不建議大家亂吃未經醫師認可的不明偏方。

若是想要用食補或是想服用一些中藥材調養身體，那麼可以到合格的中醫診所經中醫師問診之後再決定，這樣才是善待腎臟正確的作法。

→ 有重量的肌力訓練，有助提升體力

早期第一期跟第二期的慢性腎臟病患，其實生活不太受影響，只要接受定期回診追蹤檢查，這個時期開的藥物不會很多，做任何的運動，限制也不多，所以從物理治療的角度，會建議這時期應優先「存肌肉」，運動的類型就以「肌力訓練」為最重要的選擇。

其實我們的肌肉，就像是存款的概念，趁有力氣的時候趕快把肌肉的量訓練起來，肌肉會陪著我們，肌肉的量就會決定我們的體力多寡。工作需要體力、休假的時候也很需要體力，肌肉越多，體力越好，我們在工作跟生活上就可以更得心應手！

想想看，當我們的肌肉量足夠時，不管你要搬什麼重物，都可以減少受傷的機會；休假出去玩的時候，更可以走得很遠，陪家人一起上山下海，玩得盡興！

所以首先就要把肌肉訓練起來，肌力訓練一定要包含一些「重量」，建議第一期與第二期慢性腎臟病患者可以這樣做：

深蹲訓練 ⟶ 深蹲訓練到的就是我們的臀大肌（Gluteus maximum）跟股四頭肌（Quadriceps）。

【建議練習次數】此動作可重複 7 到 10 次當作一回合，一天可做 3 到 5 回。

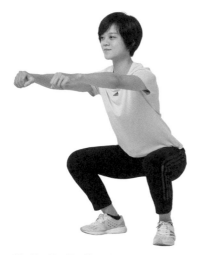

【動作】
市面上有非常多教深蹲的方法，大家所熟悉的蹲馬步，甚至是小時候的體罰半蹲，這些動作其實跟深蹲都很像，我覺得在腎臟病友身上，重點就是慢慢地向下蹲，在可以承受（膝關節不會疼痛）的範圍內，向下蹲。蹲的時候可以把雙手往前伸，拿來當作平衡的調整，如果承受力夠的話，可停頓在蹲姿勢，大約 7 秒鐘，感受大腿前側的肌肉有在用力，然後再慢慢站起來。

【物理治療師 分享護腎運動 TIPS】
深蹲常見的錯誤姿勢

① 膝蓋內夾
向下蹲的時候，因為大腿的力氣不夠，無法好好控制膝蓋，造成膝蓋向內夾、向內旋轉的情況。

② 骨盆前傾
因為核心肌群力氣不足，導致腰椎向前，也讓骨盆向前傾。

③ 骨盆後傾
通常也是因為核心力氣不足，蹲的時候又怕向前傾太多，刻意向後倒，導致骨盆後傾。

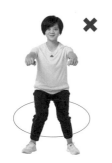

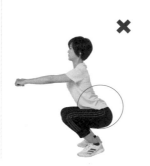

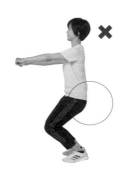

仰臥起坐 ⸺➡ 主要訓練腹肌，練到最多的是腹直肌（Rectus abdominis）。

【建議練習次數】此動作重複 7 到 10 次當作一回合，一天可做 3 到 5 回。

【動作】
平躺在地面或是瑜珈墊上面，雙腳彎曲，然後將身體捲起來，體力比較不夠的人，雙手可以放在胸前。

> 仰臥起坐的動作，主要會練到我們的腹肌。
> 腹肌通常會分為：腹直肌（Rectus abdominis）、
> 腹內斜肌（Abdominal internal oblique muscle）、
> 腹外斜肌（Abdominal external oblique muscle），
> 仰臥起坐練到最多的就是腹直肌。

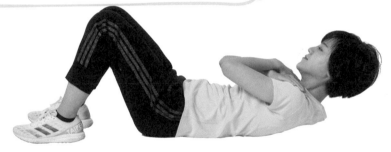

【物理治療師 分享護腎運動 TIPS】

• 如果要增加難度 ➡ 在胸口拿啞鈴就會比較困難，如果想要更難，可將雙手放在耳朵邊，或是雙手伸直高舉過頭。

• 如果想要加強腹內斜肌或是腹外斜肌 ➡ 在彎起身時，可以加上旋轉的動作，也就是右邊的肩膀往左邊膝蓋，或是左邊的肩膀往右邊膝蓋，身體有旋轉的動作，比較會訓練到內外斜肌。

難度 1　啞鈴放胸口

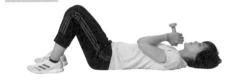

難度 2　雙手放在耳邊

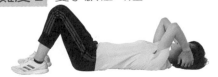

難度 3　雙手伸直高舉過頭

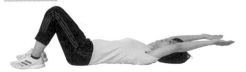

伏地挺身 ┅┅➡ 伏地挺身練到最多的肌群就是胸大肌（Pectoralis major）以及胸小肌（Pectoralis minor）。

【建議練習次數】如果可以盡量做到 10 下當一回合，一天可做 3 到 5 回。

【動作】
準備一張穩定的椅子，臉部朝下，雙手扶在椅面上，然後雙手打開（比肩膀寬一些），慢慢地將身體推起來。

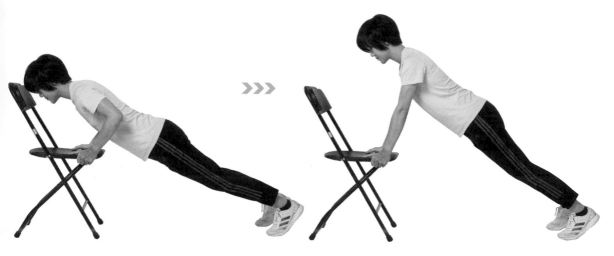

【物理治療師 分享護腎運動 TIPS】

● 體力比較不夠的人 ➡ 可以做半身的伏地挺身，也就是只有上半身推起來，下半身還平放在地板上，體力比較好的人就可以把全身都推起來。

● 如果想要再增加難度 ➡ 就是推起來的過程中手肘不要全部打直，停在一半是最累的，可以有效地鍛鍊胸大肌。

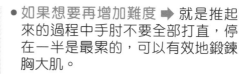

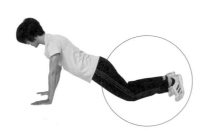

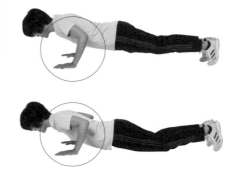

舉啞鈴 ┅┅➡ 啞鈴可以訓練我們的二頭肌（Biceps），也有很多的變化可以
練到三頭肌（Triceps）或是肱橈肌（Brachioradialis）。

【建議練習次數】如果可以盡量做到 20 下當一回合，一天可做 3 到 5 回。

【動作】
手掌向上握啞鈴的時候會練到二頭肌，就是一般健身房常見的運動，記得
在訓練的時候，手的動作不要用甩的，控制肩膀跟手肘的穩定，再慢慢把
前臂彎起來。手掌向下握啞鈴的時候會練到肱橈肌。

利用手掌不同的方向
就可以練到不同的肌肉。

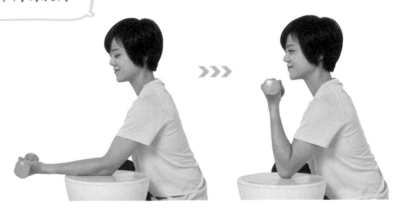

如果要訓練三頭肌，
可以將手肘彎曲，
肩膀高舉過頭，
這個時候手會在頭部的後面，
再慢慢地把手肘打直，
就會訓練到三頭肌了。

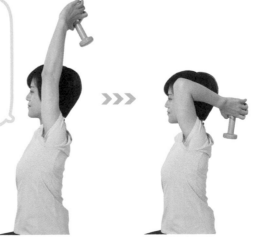

肌力訓練小常識

肌力訓練有個重要概念叫 RM（Repetition Maximum，此重量下最大重複次數），也就是說 1RM，就表示這個重量只能做 1 次，10RM 就表示這個重量只能做 10 次，每個人的 RM 值相差很多，在增加肌肉量時，6 ～ 12RM 是最好的狀態，所以選一個能做到 12 下左右的重量，做 10 下休息，休息一分鐘再做 10 下，連續 10 回左右。

也就是說，如果拿 5 磅的啞鈴，做 12 下二頭肌彎曲是自己的極限，就用 5 磅啞鈴來訓練，每次二頭肌彎曲做 10 下再休息，休息一分鐘後再做 10 下，連續 10 回，這樣就是生長二頭肌肌纖維最有效的訓練了。

第三、第四期慢性腎臟病

eGFR 公式數值落在 15 到 60 之間，就是第三期、第四期的慢性腎臟病。

➜ 低鹽低油爲主、避免傷腎食材與活動

到了第三期、第四期的慢性腎衰竭，保留殘餘腎功能是非常重要的！舉凡會傷腎的食材、會傷腎的活動，都盡可能避免，像是最有名的楊桃，因為其具有腎毒性，絕對不要食用，打成汁的楊桃汁更是禁忌。

再來就是要採取低鹽低油的飲食原則。過多的鹽也是非常傷腎，所以飲食基本上要以清淡口味為主，市面上有很多健康衛教書籍指導在第三期、第四期應如何調整飲食，這裡就不再贅述。

不過我會建議第三期、第四期的腎友，可以依照書上教的方式來做飲食控制，但切記心情不要隨「抽血報告」而上下起伏。

心裡想著：「我全部都照書上的方式做了，怎麼抽血報告還
是這樣？是不是我做錯什麼了？」

你沒有做錯什麼！很多腎友或是家屬照顧者，看到抽血報告上升或是下降一個小數點，就產生焦慮的現象，其實影響腎功能的因素很多，不全然都是飲食所導致，還是盡量照著書上的建議飲食，但是對於腎功能的健康評估，配合醫師的醫囑才是最重要的！

→ 找到最適合自己的藥物服用方式

慢性腎臟病到了第三期之後，醫師開的藥會越來越多，可能一天要照三餐吞藥丸。醫師和護理師都會交代一定要乖乖吃藥，不吃藥可能會更早開始洗腎。像是糖尿病的藥物，如果不吃藥，放任血糖一直上升，腎臟功能只會提早壞掉，不吃藥絕對會更早開始洗腎。

但是從病人的角度來思考，一天照三餐都得吃藥，真的非常辛苦，因為吃飯的目的一旦是為了吃「飯後藥」，食物的美味都消失了，跟家人朋友共餐的快樂也都不見了，就是為了飯後必須吃藥。

為了吃藥所以必須先吃飯，這樣是非常無奈的，所以建議先找藥師好好諮詢一下，諮詢的重點有兩個：

藥物分門別類

哪些屬於營養補充？哪些屬於疾病控制？像是有些醫師會開立維生素 D 給慢性腎臟病患者，維生素 D 就屬於營養補充的藥物；而對於糖尿病患者，有些藥物是幫助腎臟排出糖分的，這就是屬於疾病控制的藥物，血壓藥也是屬於疾病控制的藥物。

將藥物分類好後，患者比較清楚知道自己吃的藥物是用於營養補充或是疾病控制，尤其疾病控制的藥物真的不能馬虎，要按照時間、按照份量服用；而營養補充的藥物，就可以依其目的性稍微調整一下，在藥師及醫師的同意下，或許可稍微減量或是調整用藥時間。

吃藥的彈性時間分配

醫生在開立藥物時，會去思考一天需要給病患服用幾次？這個藥是飯前吃或是飯後吃？然後一個一個開出來。對於慢性腎臟病患者的長期看診過程中，藥物是一

種一種慢慢累加上去，就會需要在不同的時間吃藥，有些是一天三次，有些是一天兩次，有些是飯前，有些是飯後，光是每天留意時間吃藥，就讓人壓力好大。

因此找時間諮詢藥師，哪些藥物可合併一起吃，哪些藥物真的需要按照時間服用，理出一個新的規則，讓每天的服藥時間不要太複雜，再配合自己的生活習慣，看能不能集中成「早、晚」二次、或「早、中、晚」三次的服用方式。像有些人不吃早餐，那配合早餐服用的藥物該怎麼吃？在醫師跟藥師的同意下，配合自己的生活習慣，盡可能讓這些藥物都可以在方便的時間服用。

跟藥師諮詢過之後，找到最適合自己的藥物服用方式，然後乖乖配合吃藥。通常我會設定鬧鐘來提醒自己吃藥的時間到了，也會請身邊的家人好友提醒我記得吃藥，雖然長期按三餐吃藥很無奈，但是不吃藥的後果會更嚴重，那就坦然接受，不要單單靠自己的意志力，藉助科技的力量，再加上身邊親朋好友的支持，把吃藥當作吃補，讓吃藥變成我們日常生活的一部分。

→ 有點喘又不會太喘的有氧運動，有助加強心肺功能

到了第三期跟第四期，運動保健的方式就要稍微調整一下，不可再把肌力訓練當作最重要的指標，這時最需要加強的是心肺耐力訓練，或者是傳統說的有氧訓練。

有氧運動的標準呢？根據美國醫院協會（American Hospital As-sociation（AHA）建議用心跳來當有氧運動的計算標準，用 220 減去你的年齡再乘上 60 ～ 80％為有氧運動的心跳率。

例如 20 歲的年輕人，要達到有氧運動的效果，心跳就要在 120 至 160 之間；60 歲的老先生，要達到有氧運動的效果，心跳則要在 96 至 128 之間。其實這樣有點難記住，所以建議統一記住：心跳每分鐘為 120 下就是有氧運動了，再隨著年紀彈性調整一下，年紀越大，最大心跳率越低。

有氧運動心跳率：（220 － 年齡）× 60 ～ 80%

那如果沒有檢測心跳率的儀器時怎麼辦？我們可以用「運動自覺強度 Rating of Perceived Exertion（RPE）」來計算，是瑞典生理學家 Gunnar Borg 所發明的量表，從 6 級開始。

6 級等於每分鐘心跳 60 下，7 級等於每分鐘 70 下，以此類推至 20 級。

也可以用另一種簡易運動自覺量表，則是從 0 至 10，以數字大小表示強度。在簡易量表內 3 ～ 4 的強度就是有氧運動，會有「呼吸加速，不容易大聲說話」的感覺，所以當沒有心率儀時，就可以用「能不能容易地講話」來計算是否有達到有氧運動的程度。

有氧訓練用心跳計算，有時沒這麼方便，傳統上就會教大家，運動大於 30 分鐘以上的就是有氧訓練，但是對於腎友就要調整一下，大家可以想像一般人會做超過 30 分鐘的運動，像是跑馬拉松、騎腳踏車、有氧操等，在腎友身上就是選擇這些一般人做起來會超過 30 分鐘的運動，但是「依個人能力」決定要不要做這麼久。

簡易運動自覺量表

伯格式自覺強度	簡易自覺強度	呼吸表現	運動類型
6	0	非常輕微	暖身運動
7			
8	1	輕微	
9			
10	2	開始吸氣比較深，仍然很舒服，可互相輕鬆對話	恢復運動
11			
12	3		
13		開始覺得呼吸要用力，可以說話但會斷句	有氧運動
14	4		
15	5	開始呼吸困難，而且也開始覺得不舒服	無氧運動
16	6		
17	7	需要用力呼吸，覺得不舒服，說不出話來	最大攝氧運動
18	8		
19	9	非常累	
20	10	極限累	

舉例腎友也想跑馬拉松，一般人跑馬拉松可以跑 8 小時，腎友如果沒有訓練的狀況下就去跑 8 小時，腎臟恐怕會岌岌可危，所以腎友做有氧運動就不一定要跟一般人一樣非得做超過 30 分鐘，量力而為就好。

　　再舉例，腎友如果用跑步當運動，一般人跑 30 分鐘以上，身體才會進入大量的有氧代謝，而對於腎友就要依個人能力做調整，例如只能跑 10 分鐘的就跑 10 分鐘，能跑 20 分鐘的就跑 20 分鐘。做有氧訓練的運動，不用逼自己一定要做到有氧訓練的時間。

　　重點就在於時間上的調控。以下提供一個簡單的自我評估方式，就是用運動時「會不會太喘」來決定運動時間。

　　「會不會太喘」的程度，就是能不能一邊運動一邊說話，如果你還可以一邊運動，一邊跟旁邊的人說話，這樣的運動量可能太輕鬆了；但是如果你一邊運動，連話都說不出來，這樣的運動量可能太重了。

　　要選擇有點喘，又不會太喘，可以說話，但還是要換氣才能說完一句話的程度，來當成運動強度的選擇。

以下就是建議腎友可以做的有氧訓練：

騎腳踏車 ⸺➡ 腳踏車是非常好拿來訓練心肺功能的器材。

【建議練習次數】如果可以一天一次，一次盡量騎到 30 分鐘。

【動作】

大原則就是照一般騎腳踏車的方式，如果今天腎友想要訓練股四頭肌比較多，可以用腳跟來踩踏板；如果想要訓練小腿的腓腸肌，可以用腳尖來踩踏板。

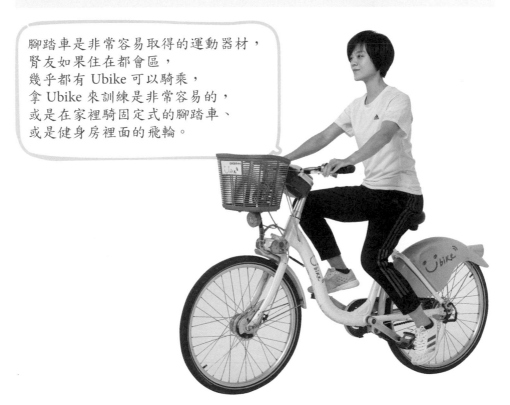

腳踏車是非常容易取得的運動器材，
腎友如果住在都會區，
幾乎都有 Ubike 可以騎乘，
拿 Ubike 來訓練是非常容易的，
或是在家裡騎固定式的腳踏車、
或是健身房裡面的飛輪。

【物理治療師 分享護腎運動 TIPS】

騎腳踏車是很好的運動方式，一方面可以訓練下肢的力氣，也比較不傷膝蓋，同時也訓練心肺的功能，對於第三期、第四期的腎友來說，這個運動比較不費力，同時又有運動的效果。選擇固定式在家裡騎的腳踏車就不會受天氣影響，可以輕鬆運動，但提醒一定要持之以恆，不要最終變成是掛衣服的地方就好了。

跑步 ᵐᵐᵐ▶ 跑步可以訓練到全身的肌群，同時訓練到心肺的耐力，慢慢練習跑步的過程，可以提高心臟及肺臟的功能。

【建議練習次數】如果住家附近就有公園或是運動場，一開始一周至少去一次，看能不能進步到每周有三次的跑步時間，每次跑步跑跑停停累計有半小時可以了。

【動作】

原則上，就依每個人習慣的跑步方式就可以了，腎友要注意的就是一開始不要太激烈，訓練心肺耐力一定是類似馬拉松的長跑，而不是百米的衝刺。

跑步也是很好的有氧運動，
只要留意關節有沒有明顯退化的情況，
以及控制運動的時間就好。
如果下肢關節，
像是膝關節或是髖關節有明顯退化的情況，
運動的時間就要調整一下，
避免因為跑步又造成下肢關節損傷。

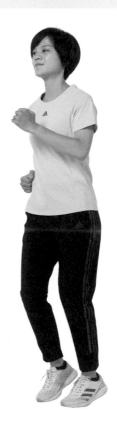

【物理治療師 分享護腎運動 TIPS】

運動時間建議用循序漸進的原則，一開始先跑步 10 分鐘，跑了 10 分鐘之後，休息一下，確定沒有很明顯的喘或是身體有任何不舒服，就可以再繼續，通常建議先前沒有跑步習慣的人，訓練的第一個月不要超過 30 分鐘，等每個月的抽血報告出來之後，看跑步對於抽血報告有沒有影響，再來決定跑步時間要不要再增加。

有氧操——開合跳 ⋯➡ 訓練全身的肌群，且短時間可提升心跳率。

【建議練習次數】先重複 20 下，看會不會喘，不會喘的話再進行下一個 20
下。建議可以做「開合跳」、「左右弓步彎」等動作，先各做
20 下，沒有喘的話再增加 20 下，或是總時長 5 分鐘左右。

【動作】

雙腳雙手打開站立，跳起來的時候把腳跟手合起來，下一次跳躍時再把手
腳打開，這樣算一下。

這個開合跳的動作會訓練到全身的肌群，
而且對於心肺功能的訓練非常好，
在很短的時間內就可以提高心跳率。
很多國小時候做的有氧操
都適合第三、第四期腎友來運動，
一方面可以動到全身大肌肉，
二方面也可以有效促進血液循環。

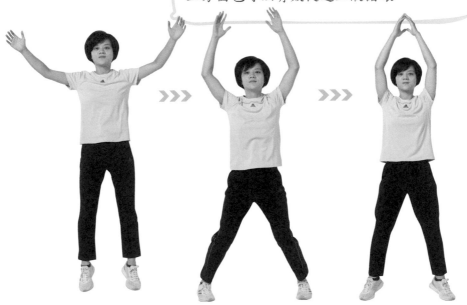

【物理治療師 分享護腎運動 TIPS】

練習開合跳的時候，也是要留意有沒有關節退化的情況，特別是膝關節和髖
關節，如果有退化的問題，請一定要在醫師或是物理治療師指導下再來做開
合跳。

有氧操——左右弓步彎 ⤵

可牽拉身體的左右側肌群，身體的左右側肌群對於走路時的平衡非常重要。

【建議練習次數】先重複 20 下看會不會喘，如果不會喘，再進行下一個 20 下。

【動作】

左腳站在台階上，右手扶在左膝，左手舉高，吸口氣之後，左手向右彎，感覺左側身體有拉伸，再慢慢呼氣放鬆回正。

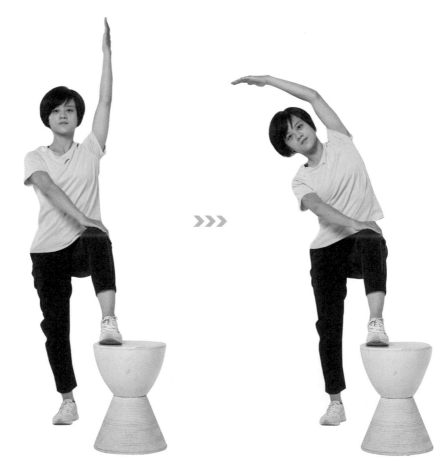

【物理治療師 分享護腎運動 TIPS】

你可以觀察一下，小朋友在剛開始學走路都會左右晃，而老人家開始慢慢失去平衡時，走路也會容易左右晃，這些都跟身體側邊的肌群沒有力氣很有關係。

第五期慢性腎臟病

→ 避開禁忌食物，多樣少量或適量原則

醫　師　「最近胃口好嗎？」（腎臟科醫師每次看診總是會問這問題）

病　人　「胃口很好，就怕變胖！」（病人就是我，邊比大姆指邊回答）

醫　師　「那就好。」（醫師一面說著，一面看著電腦螢幕上的抽血報告）

「這個磷有點高，白蛋白有點低，紅血球有點少……」

一串的檢查結果，好像考完試公布月考成績般。說病人不會緊張，那是騙人的！

慢性腎臟病到了末期，飲食上的控制非常嚴格，基本上，生活的前兩個必須：「吃」跟「喝」，就有很大的限制了。

「我要控制體重，米飯澱粉不能太多。」
「我要吃清淡一點，醃製品、調味料要減少。」
「我要注意鉀離子，其實不能吃生菜沙拉。」
「我要注意磷離子，肉類也要控制一下。」

看到每樣要放進嘴巴的食物，總找得到一、二樣不合規定的條件，又麻煩又煩心。

我每次去醫院拿藥，總是像買了 500 元鹹酥雞那樣一大袋。裡面放了補充胺基酸的、減少磷離子吸收的螯合劑、鹼化血液的小蘇打、生成紅血球的針劑等。腎友們的一致感受是覺得光服用這些藥物就都飽了。

藥吃多了，腸胃道總是不舒服，「拉」跟「撒」也就會一起出問題，藥物跟食物搶了空間，佔據了注意力，急忙忙吃三餐是為了搶吃餐前或餐後的藥。當我吃飯是為了吃藥，飯菜的美味就越來越不重要了。

　　為了讓「生活」像「生活」，而不是單單只為「生存」，其實我花了不少心力。物理治療師屬於西醫，我自己也是建議要乖乖吃藥，該吃藥就吃藥、該打針就打針、該住院就住院、該開刀就不要拖。不論吃藥、打針、住院、開刀，我只有一個原則：相信專業！我學很多醫學知識是跟醫師討論，不是吵架。

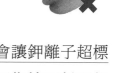

　　除此之外，在飲食的安排，我跟其他腎友一樣有更需要留意的事，像是楊桃就絕對不碰，是腎友們絕對不可以吃或喝到的，對腎友來說楊桃就是有毒。

　　然後其他水果就適量，不用擔心吃一口香蕉就會讓鉀離子超標爆炸的！所以我胃口都很好，至少每樣都吃一點，好像懷石料理般的精緻，像韓劇裡面小碗小盤裝，然後盡可能多樣化。

　　吃喝拉撒睡，這些是人生活中的必須！吃得下、拉得出、睡得著，也是一個小小的人生勝利。

腳好像有蟲一直在爬的不寧腿症候群

「半夜睡不著覺，把心情哼成歌，只好到屋頂找另一個夢境⋯⋯」

歌詞寫得很好，意境很優美，但是事實上，半夜睡不著覺是很痛苦的事，如果同時間，腳好像有毛毛蟲爬來爬去的不舒服感，那就更痛苦了，若有這樣的感覺，小心可能有「不寧腿症候群」（Restless leg syndrome）

不寧腿症候群的患者，大部分在下肢會有奇怪的感覺，有些患者會說「麻麻的」、「刺刺的」、「癢癢的」、「很像腿裡面有東西在爬」，會一直想要動來動去、踢踢腿。

白天或許忙東忙西，較不會注意到腳有不舒服的感覺，但到了晚上，特別是夜深人靜快睡著時，腳的感覺最明顯，造成患者容易失眠，隔天就很累，累了想睡，腳的感覺又出現了，又不好睡，又更累，就會進入一個惡性循環的過程。

很多腎功能低下的患者，容易有不寧腿症候群，其他像是缺鐵性貧血患者、糖尿病患者及孕婦等，另外也有極少部分是神經科罕見疾病多發性硬化症的患者，也被不寧腿症候群困擾。

檢查不寧腿症候群除了上述這些特徵外，還可以經由專科醫師安排患者進行夜間睡眠測試（Sleep Study），讓醫師更清楚掌握病情。

晚餐後避免喝茶、咖啡及喝酒、抽菸，睡眠要充足

不寧腿症候群如果會影響夜間睡眠就需要藥物治療，避免日復一日的惡性循環，疲勞加上原本不好的腎功能，不能好好休息的話，對腎功能來說如同雪上加霜，晚上一定要有充足且高品質的睡眠才行，而有良好的生活習慣也很重要。

在晚餐飯後避免飲用咖啡因含量高的食物（像是茶或咖啡），避免抽菸及酒精可以減少不寧腿症候群的嚴重程度。當然以物理治療師的角度，我們也會建議病患在睡前做點伸展操，得以緩解不寧腿症候群。

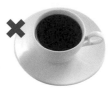

小腿拉筋伸展，有助緩解不寧腿症候群

小腿部分最大的肌肉就是小腿後側的腓腸肌（Gastrocnemius），向上接到膝蓋後側，向下接到腳跟，有名的阿基里斯腱（Achilles tendon）就是腓腸肌的肌腱，這條肌腱是全身最強壯的肌腱，這條肌肉收縮時就是墊腳尖用力的動作。

想想看，我們大部分人都可以做到單腳墊腳尖，也就是說這條肌腱可以撐住我們全身的體重，若是你的體重有 50 公斤，這條肌腱就最少可以支撐 50 公斤，而你的體重有 100 公斤，這條肌腱就可以支撐 100 公斤。這條可以說是全身最強壯的肌腱，同時，這條肌腱也很容易緊繃，特別是行動力不高的腎臟病患或是長期久坐或臥床的病人，所以要能好好地拉筋是很重要的。

拉筋的方向最基本的就是將肌肉做伸展，小腿後側的拉筋方向就是把腳尖翹起來的方向，也就是墊腳尖的反方向，會覺得小腿肚有拉扯緊繃的感覺。

我們可以利用體重來拉筋，就像剛才說的，阿基里斯腱是全身最強壯的肌腱，拉筋的力量也需要重一點，體重便是阿基里斯腱有效拉筋的重量。一般家裡用樓梯或是市面上特製的拉筋板都可以哦！但是利用樓梯拉筋時，要小心不要站在最高的一階，有任何的意外都不是我們樂見的。

　　再來就是拉筋的時間，正因為阿基里斯腱是全身最壯最粗的肌腱，所以拉筋的時間要久一點，通常單腳就要拉到 15 ～ 20 秒的時間才足夠，比起手部的拉筋時間要久非常多。

小腿拉筋伸展 ⋯⟶ 拉伸小腿的肌肉，減緩不寧腿症狀。

【建議練習次數】一回合可以做 10 次，一天 1 ～ 2 回合就可以，特別是睡前，先拉筋可以放鬆小腿的肌群。

【動作】
腳掌向上勾起，停留 10 秒再放下。

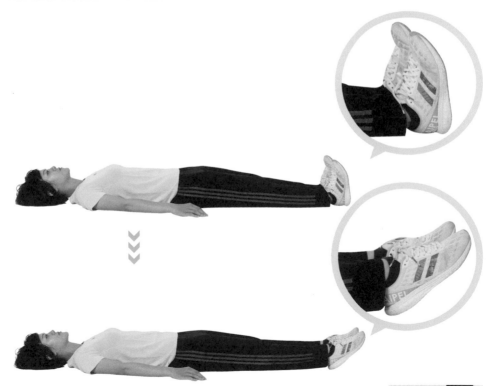

【 物理治療師 分享護腎運動 TIPS 】
我個人覺得最有效的拉筋重量是利用台階，在安全的情況下，半個腳掌站在台階上，然後用身體的力量將腳跟向下壓，一次一隻腳，輪流拉筋。

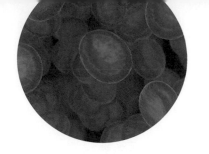

⇢ 不可輕忽的腎因性貧血，該怎麼改善？

腎臟有個很重要的功能，就是協助造血。骨髓是血球製造的工廠，工廠製造血球時需要原料，對於紅血球來說就是「鐵」這個元素，所以當鐵（原料）不夠時，就製造不出紅血球，這樣會造成「缺鐵性貧血」。

另一個造血很重要的工作是要有傳令兵通知工廠開始工作，工廠才會開始製作紅血球，這個傳令兵稱為「紅血球生成素（Erythropoietin, EPO）」，是由腎臟負責製造的。也就是說，腎臟才是負責命令骨髓造血的大老闆，當腎臟出了問題，這個傳令兵就會不夠，所以工廠就製造不出足夠的紅血球，造成「腎因性貧血」。

腎臟的構造非常複雜，其中腎小管的前端「近曲小管」的基底細胞旁，有許多間質細胞負責製造紅血球生成素，所以腎臟出問題的人，這些間質細胞也會受損，所以就無法製造足夠的傳令兵（紅血球生成素）。

有 50％的第四期慢性腎臟病友有貧血的問題，到了末期腎衰竭更高達八成，貧血會造成病人容易頭暈、頭昏、疲倦、嗜睡、頭痛、動一下就喘或是累的症狀，這都是因為缺血，讓身體的氧氣量供應不足，所引發的缺氧反應。

不要小看貧血造成的影響，頭暈的時候沒有辦法思考，所以容易做出錯誤決定，而且頭暈會提高跌倒的風險，腎臟病友有骨質疏鬆的機率很高，不小心跌倒就有可能骨折，很多年長的腎友，骨折是致死率很高的意外，所以一定要注意貧血的問題，每 3 至 6 個月要抽血檢查，追蹤血紅素濃度。

注射紅血球生成激素

針對「腎因性貧血」，腎臟科醫師很有可能會做的是「注射紅血球生成激素（erythropoietin, EPO）治療」，依照每位腎友病情的不同，給予每週、每二週或每月注射一次，通常是皮下注射，病友可以到醫院的注射室請護理師幫忙打針，或是自己學習之後在家幫自己打針。

值得注意的一點就是，紅血球生成激素的針劑，可能有讓血壓變高的副作用，會有頭痛、眼窩疼痛等症狀，如果每日量測血壓時發現血壓變高，要盡快求助醫師做適當的藥物調整。

補充含 B12、葉酸的食物

除了打針之外，在配合營養師的指導之下，運用食補也是很重要的一環，選擇含有維生素 B12、葉酸的食物，也可以輔助紅血球的生成。

鼓勵做有氧運動，但強度須諮詢專業醫療人員

以物理治療師的觀點，有氧運動對於貧血的病人非常重要。或許你會納悶有氧運動，怎麼會跟貧血有關係呢？

紅血球的主要作用就是攜帶氧氣循環全身，將氧氣傳送給身體裡每個細胞，當有氧運動時，心跳加速血流變快，同時身體的每個細胞對氧氣的需求量上升，促使紅血球要帶更多的氧氣，所以血紅素因為需要多用而變多，就跟練肌肉一樣，越練肌肉越壯，越運動，血紅素越多。但要注意的是若是腎友是慢性腎臟病第五期，練習有氧運動的強度，還是要諮詢過醫師或是物理治療師，以確保安全。

65

雙臂上彎 ⋙➡ 全身性的運動，可有效增加肺活量、促進身體血液循環。

【建議練習次數】重複五個吸吐之後，換腳繼續，也是重複五個吸吐之後，休息一下當一回合，一次做 10 回合再休息。

【動作】
雙手向上舉起，雙腳一前一後站立，在吸氣時將雙手舉高，停在最上方，甚至向後彎曲身體，感覺胸口被氣撐飽，再慢慢吐氣放下。

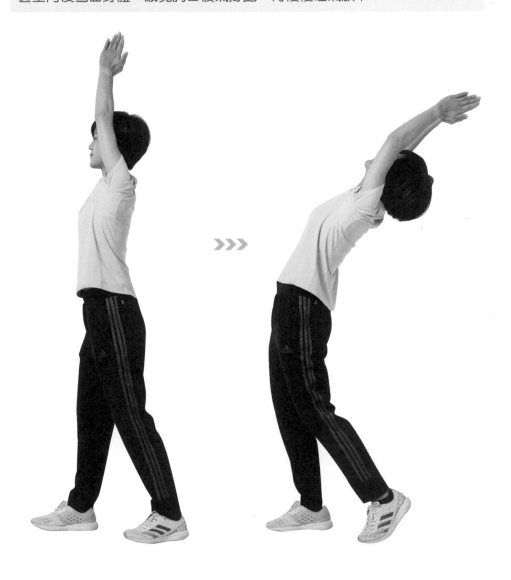

⇢ 走路會喘，腳好像水腫怎麼辦？

當腎衰竭到一個地步，身體無法排出水分，就會開始產生水腫的情況，水腫幾乎都先從腳部開始，走路的時候會覺得腳很重，不容易提起來，然後如果繼續惡化，就會慢慢地向上堆積，當水分堆到肺部的時候，就不容易呼吸，所以人會開始覺得很喘，走兩步路就會覺得很累。

水腫如果不處理，皮膚會越來越粗糙，表皮會呈現類似大象的皮膚，不單單只有行動不便這個問題，還會造成循環越來越差，傷口不易癒合等狀況，嚴重沒有癒合的傷口，可能會進展到截肢的情況，不可不慎。

淋巴引流手法

物理治療當中的「淋巴引流手法」，可以有效降低腳部水腫的情況，但需由專業的物理治療師根據病人腫脹的狀況來做治療，大原則都是將水分往淋巴結的方向移動。下肢重要的淋巴結，一個在膝蓋後方，一個在鼠蹊部，淋巴引流時，治療師會用手慢慢地將水分推到淋巴結，以改善下肢水腫。

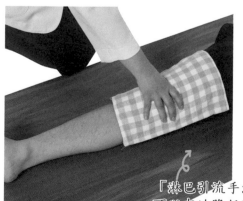

『淋巴引流手法』是將水分往淋巴結的方向移動，
可以有效降低腳部水腫的情況。

上肢重要的淋巴結位於腋下，在做引流手法時，會先輕輕按摩淋巴結位置，有點像先把高速公路的交流道打通的概念，交流道通了，整條高速公路才會順暢，所以處理下肢水腫時，會先輕輕按摩鼠蹊部，還有膝蓋後方，再來才是輕輕的將腫脹的水分從足踝向上推。

　　為什麼一直會強調輕輕地按摩、輕輕地推動就好，因為淋巴管都位於皮膚表層的真皮層跟皮下組織之間，就是非常淺的意思，如果按摩的力道過重，很容易把淋巴管按扁了，反而沒有引流的效果。

　　之前學校老師教的力道，就是拿毛巾滑過的感覺，這幾年臨床上的經驗我會覺得在淋巴引流時的確要輕，但是最後可以壓一下，像是壓彈簧床的感覺幫助組織恢復彈性。

淋巴循環的分布

如果將身體分成右上、左上、右下、左下四個區塊，身體的淋巴循環右上半部四分之一是一組，剩下的三個（*左上、左下、右下*）是另一組，身體右上半部的淋巴液回流至右鎖骨下靜脈。身體其餘部分淋巴液則回流至胸管，最後注入左鎖骨下靜脈，使淋巴液回流至血液中。可以用「右手洗澡」的概念來記，用右手洗澡就可以洗到身體的左上、左下及右下部位，所以這三個部位是一組。一般人不用記這麼多，實際上治療淋巴水腫還是以疏通淋巴結最有效。

分段式加壓循環機

除了徒手淋巴引流外，也可以用「分段式加壓循環機」來幫助消腫，原理是氣壓式的腿套，從遠端慢慢加壓，將水分往回心臟的方向擠壓，大約 20 分鐘左右，可以將多餘的水分先排除，接著再穿上彈性襪，以減少水分再次堆積。

肌內效貼布

此外，也可以使用「肌內效貼布」，利用貼布的彈性調整皮膚筋膜間的張力，促進血液及淋巴循環，減少水分的堆積。肌內效貼布處理水腫為專業醫療行為，貼布的方向、貼布的拉力，甚至連剪貼貼布的形狀都需依病友的情況調整，請尋求專業的物理治療師來處理。

無論是淋巴引流手法、分段加壓儀器，或是肌內效貼布，這些都需要專業人員協助。

肌內效貼布是利用貼布彈性調整皮膚筋膜間的張力，以促進血液循環及減少水分堆積。

腳踝加壓運動 ⤑ 利用小腿的肌肉收縮，可增加小腿裡面血管的壓力，進而促進下肢的循環，改善水腫的症狀。

【建議練習次數】如果水腫的情況明顯，一天可以做到 5 回合，甚至更多，如果慢慢改善了，可以維持最少睡前一次的習慣，對於第五期的腎友來說消除水腫幾乎是長期抗戰了。

【動作】

類似踩油門或是墊腳尖的動作，每次腳掌下壓的時候可以在心裡默數 5 秒，除了腳踝向下壓，也將腳趾頭彎曲，感覺腳底的中心也有用力，這樣可以增加更多血液循環，腳踝向上拉起的時候，一樣默數 5 秒鐘，同時把腳趾頭也翹起來。

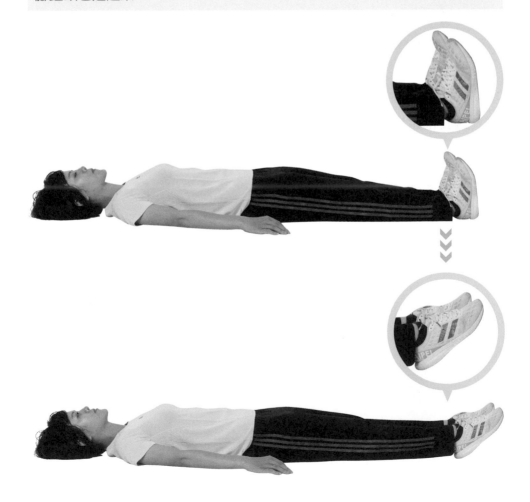

→ 牽拉伸展及呼吸，有助改善共病促進整體健康

到了慢性腎衰竭的最後一期，已經不適合再幫腎臟增加更多的負擔，之前提到的肌力訓練、有氧訓練，其實在末期腎臟病友身上，都不適合成為主力的運動項目，<u>拉筋伸展是最適合末期腎臟病友的運動</u>。

一般常見的拉筋伸展運動包括太極、瑜珈，<u>兩者都很適合末期腎友</u>。運動的目的是為了讓身體持續在活動，而不是跟誰較勁比賽，也不是要成為太極或瑜珈大師，所以<u>重點就在於拉筋伸展以及呼吸</u>。

末期腎臟病患者可能有很多「共病」，造成的身體病痛也會嚴重影響心情，多數情況可能需要一對一的專業諮詢，才能夠提供完整的建議，我個人覺得<u>「呼吸訓練」對於腎友的整體健康絕對有益，對於穩定自律神經與情緒，都是非常好的選擇</u>！

太極

<u>太極拳請選擇「動作慢且呼吸長」的動作來練習</u>。慢慢地運動，長長地呼吸，不是要練攻擊型的拳法。末期腎臟病友身上絕對不要產生過多的運動代謝廢物，過多的代謝廢物反而會增加腎臟的負擔，所以選擇緩慢且長的動作來練習，一方面有動到身體，二方面不會增加太多代謝廢物。

瑜珈

練瑜珈最重要的不只是拉筋伸展的程度，還同時要在過程中有足夠的呼吸，以及穩定的核心。我個人覺得可以跟著瑜珈老師練習，同時應用一些輔助器材，像是滾輪或是瑜珈磚，都可以調降瑜珈練習時的難度。

因為末期腎臟病真的不適合過勞，所以用輔助器材的目的是為了讓動作容易執行，而不是變得更難。

臀肌伸展 ⫘⫘➡ 臀大肌對於從椅子上起身是非常重要的肌肉，而拉伸臀大肌，可幫助放鬆下背肌群。

【建議練習次數】在不要太痛的情況下，停留 20 秒再放鬆，休息 3 秒鐘再次拉伸，一共拉伸 10 下，再換邊做。

【動作】
拉筋時坐在椅子上，先將右腳打直，左腳彎曲，然後在保持腰椎直立的情況下，慢慢用手去摸右腳的腳趾頭，可以感受到左邊屁股部位的拉伸感，這樣就做對了。

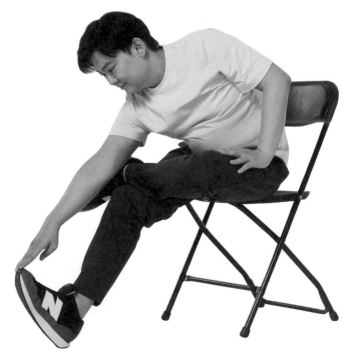

【物理治療師 分享護腎運動 TIPS】
臀肌是人體最大的肌肉，包含了臀大肌（Gluteus maximus）、臀中肌（Gluteus medius）跟臀小肌（Gluteus minimus），其中又以臀大肌最為重要，負責起立坐下、行走跑步，甚至跳躍都需要這條肌肉。

闊背肌伸展 ⋙➡ 伸展闊背肌，可以矯正姿勢，同時增加肺活量。

【建議練習次數】停留 20 秒再放鬆，休息 3 秒鐘之後再向下拉伸，重複 20 下。

【動作】
拉筋時站在椅子的後方，面朝下雙手扶著椅背，請一定要注意平衡，選用比較穩重的椅子，同時注意自己的平衡不要跌倒，深吸一口氣之後慢慢地將上半身向地面方向移動，感覺雙手的肩膀以及上半背有拉伸的感覺。

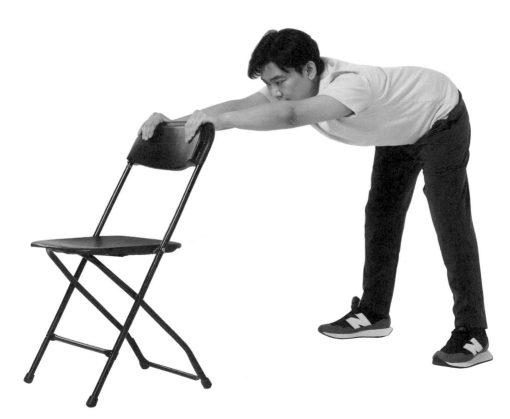

【物理治療師 分享護腎運動 TIPS】
闊背肌（Latissimus dorsi）是在身體側後方最大片的肌肉，負責了手臂向後的動作，因為現代人長期姿勢不良，這條肌肉很容易緊繃。

胸肌伸展 ┈┈➤ 伸展胸大肌是調整姿勢最重要的動作，可預防圓肩、駝背
姿勢及五十肩等肩膀的問題。

【建議練習次數】停留 20 秒再放鬆，休息 3 秒鐘之後再繼續向左轉，右邊的
手部拉伸 10 下之後再換左邊。

【動作】
拉筋時將右手擺成「ㄐ」字形，然後將右前臂靠在固定的物品上，像是牆
壁或是門框，慢慢地將身體轉向左側，會感覺到胸部的拉伸感。

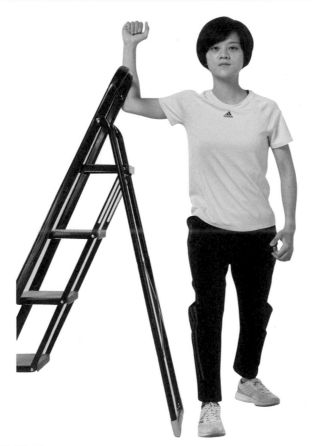

【物理治療師 分享護腎運動 TIPS】
胸肌包含了胸大肌（Pectoralis major）、胸小肌（Pectoralis minor），兩條肌
肉都是扇形的肌肉，負責了手臂向前動作，同樣因現代人常常滑手機，造成
胸大肌容易緊繃，容易產生圓肩、駝背等不良姿勢，這個動作可以預防肩膀
疼痛的症狀。

慢性腎臟病腎友適合的運動

慢性腎臟病 第一、二期	慢性腎臟病 第三、四期	慢性腎臟病 第五期
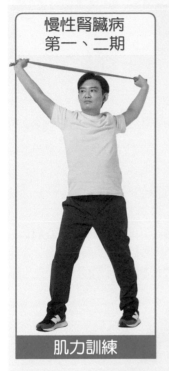	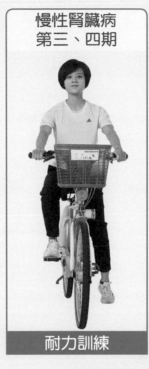	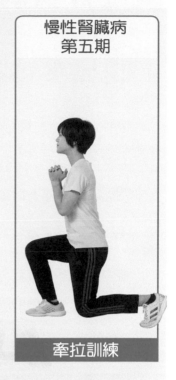
肌力訓練	耐力訓練	牽拉訓練

	慢性腎臟病 第一、二期	慢性腎臟病 第三、四期	慢性腎臟病 第五期
運動類型建議	大多數運動都還可以執行，建議多做肌力訓練	建議多做心肺耐力訓練	牽拉伸展運動較為安全
注意事項	不要每天連續運動，給腎臟休息時間	不要過累	動作慢且緩，休息時間要拉長
運動建議	◆ 重訓 ◆ 游泳 ◆ 球類運動皆可	◆ 登山健行 ◆ 騎腳踏車	◆ 瑜珈 ◆ 太極

慢性腎臟病是不是一定得洗腎？

→ 相信專業，關關難過關關過

眼睛看著面前眉頭深鎖的腎臟科醫師，病患都害怕以下這樣的對話內容：

醫　師「這次的抽血報告勉強還可以，還有胃口嗎？」

病　患「有有有！」已經不知道怎麼吃東西了，也是要回答有胃口。

醫　師「腳我看一下，有沒有腫？」就好像作弊被抓到的學生，透露著心虛的眼神，慢慢地拉起褲管。

醫　師「唉～這樣有腫呀。」醫師指著褲管。

病　患「這我剛才等看診，在外面站比較久。」完全就是作弊被抓包的辯解之辭。

醫　師「我看，你還是排時間來安排裝廔管吧。」「可能要開始洗腎了。」醫師緩緩說出最可怕的話。

病　患「我什麼都乖乖做了，為什麼還要洗腎？」這是每個末期腎衰竭病患，心中吶喊的疑問。

說實話，幾乎每位被宣判「需要洗腎」這個噩耗的病患，對於面對未知的恐懼，都可能影響後續的行動。

害怕，造成了不理性的行為。就算我是醫療人員也是一樣的。看到網路上、line 群組裡面，一些口耳相傳的祕方，說著：「吃這個就

可以不用洗腎」、「喝那個就可以逆轉腎功能」、「做這件事就保一生平安，不用受洗腎之苦」林林總總各式各樣的貼文。

醫療人員的腦子告訴我：「不可能！」如果有這麼好的事，早就得諾貝爾獎了！但身為病患的腦子卻告訴我，看看、聽聽沒關係，說不定真的有用。受過完整醫學教育的我都還是會想嘗試了，更何況是一般民眾。所以有很多人就會花錢買一些保健品，或是去所謂有神蹟的地方跪拜。其實買保健品或是尋求神佛的慰藉都沒有關係，最慘的就是「不相信專業」。

抽血報告不會騙人，腳腫也是。腎功能退化到一個程度，水分代謝不出去，腳就會開始產生水腫的現象，這也代表身體代謝後的廢物、毒素開始堆積，慢慢就會影響其他器官，從腳開始腫，慢慢水分越積越多，向上堆起來，如果堆到肺臟，呼吸就會喘，毒素越來越多，皮膚就開始會癢，然後就容易噁心嘔吐，最後毒素就會讓大腦強制關機，人就昏倒了，被家人或是路人送到急診室。

接下來，就是最難受的緊急洗腎，最終，還是走上「終身洗腎」這條路。

其實不管是保健品或是求神拜佛，如果讓心情好過一點，我個人是保持開放的態度，前提是要持續「相信專業」。

腎臟科醫師也是在萬不得已的情況下，才會建議開始洗腎，但太多病患被恐懼害怕的心理影響了判斷力，甚至不相信醫學專業，到最後，受苦的還是自己！

「相信專業」，只要做好這件事，就算是自己不喜歡的結果，也能關關難過關關過！

→ 吃活性炭可以不要洗腎嗎？

「在網路上有人說，吃活性碳就可以逆轉腎功能，就可以不用洗腎，是真的嗎？」

我們先來了解活性碳的基本原理，活性碳的用途，在於吸附雜質，有些研究指出，特定品牌的活性碳，在腸道裡面吸附雜質，可以有效地將影響腎功能的雜質吸附，減少腎臟負擔，進而達到保護腎臟的效果。

首先，不同廠牌的活性碳其實不能拿來一起比較，市面上常見的「諾德膠囊」（電視廣告常常看到）、「蓋抹滅顆粒」（carbomix 中毒急救藥物）、跟在腎臟病患者流行的「克裏美淨」（Kremezin）是不是有一樣的治療效果，其實沒有相關的實驗數據來證實。

常見活性碳

諾德膠囊 ≠ 蓋抹滅顆粒 ≠ 克裏美淨

第二，活性碳的效果，因人而異，再加上腎臟病患專用的活性碳，並不便宜，對於需要長期保養的病患來說，其實是沉重的負擔，而且活性碳作用的位置是在腸道吸附雜質，如果飲食不控制，再強的活性碳也沒有辦法把影響腎功能的廢物完全吸收掉，根本作法還是要從飲食控制下手，才能夠幫助腎臟減少負擔，而不是一邊吃活性碳，一邊大魚大肉完全不節制。

→ 想活，就洗腎；不想活，就不要洗腎！

> **醫　師** 「可能時間差不多了，要準備洗腎了！」

> **醫　師** 「等一下旁邊的護理師會跟你說明洗腎的方式，有兩種洗腎方法，一個是腹膜透析，一個是血液透析，你去旁邊聽一下。」

通常腎臟科醫師說到洗腎，病患身分的我，腦子就開始「轟轟轟～～」的發出噪音，接下來的對話，基本上就是左耳進、右耳出。

> **病　患** 「我能不能不要洗腎呀～～～～～」「醫師，真的沒有別的方法了嗎？」病患只能在心中大喊，面對醫師問出自己早就知道答案的問題。腎臟科醫師的眉頭一皺，不用說出話也知道所有的對話內容。

> **醫　師** 「好好洗腎，還有機會可以排到腎臟移植，有些人洗腎之後也活得很健康呀，還是一樣工作、生活，甚至還可以出國玩。」

其實，以現在網路資訊發達的程度，病人或多或少都會在網路上找到以下這個無情的答案──洗腎是不可逆轉的。

或是諸如此類安慰鼓勵病人的話：

洗腎不是世界末日。

洗腎是目前治療慢性腎衰竭的一種方式。

不要害怕，其實很快就習慣了！

我一直覺得鼓勵的話在病人的耳朵裡，聽起來就是刺耳的。

大多數鼓勵的話，帶著「同情」、「憐憫」，甚至有些人是帶著「優越感」在跟病人說的。這些話讓人不舒服，卻又無能為力。

在面對「要洗腎」這個事實時，已經無能為力，還可能面對眾人的無腦建議，又加深更多的無力感，怎能不讓人心累。

其實我們也不能怪罪身邊的人，他們的確也想盡辦法要安慰病人，但找不到適合的話，也無法完全體會病人的害怕；我們也不能責怪病人，畢竟真正要洗腎的是病人，對於未來的人生，一定承受著莫大的壓力。

講得直白點：想活，就洗腎；不想活，就不要洗腎！

這話很重、很直接、很傷人，相信腎友們心中也都有譜了，只是沒人敢直接說出來。「接受洗腎」是腎臟移植以外延續生命的唯一方式，至少目前為止，對於嚴重的末期腎衰竭，只有「洗腎」這個方法。我不會去美化洗腎的過程，也不會美化對生活造成的影響，洗腎是真的會影響生活，但這是為了延續生命的唯一方式。

直球對決吧！
不會有醫師故意害你生病，也不會有身邊的親友看你生病當成笑話。

放下自己的玻璃心，太多的害怕都是自己想像出來的！

如果你不想活了，就不要洗腎，但很快就會失去意識吐到不行，被人送到急診室的；如果你想活下來，想過較有品質的生活，就先開始洗腎，醫學會進步，人心也會進步的，當你接受洗腎的事實，就會發現，那些自己畫圈圈嚇自己的一切事情，有些根本不會發生，即使有些真的會發生，但相信你會克服的！

人就是有這種求生的韌性！可以面對一切的挑戰！

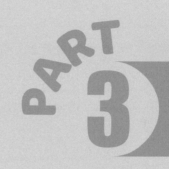

PART 3

慢性腎臟病
常見共病與運動治療

腎臟病可能有許多的共病（共同存在的疾病），
包括糖尿病、高血壓、骨質疏鬆、肌少症跟痛風，
除了藥物及調整飲食，還有什麼運動可以協助維持
健康呢？

慢性腎臟病＋糖尿病的運動保健

→ 及早控制血糖，才能避免心血管疾病上身

病患一 「醫師，電視上廣告的沖繩山苦瓜說可以治好糖尿病耶！我能不能吃呀？」

病患二 「醫師，這個 xxx 有效嗎？那個誰誰誰的叔叔說吃了糖尿病就好了！」

病患三 「醫師，我在廣播電台聽到有賣 ooo，聽起來很厲害耶，吃了糖份就都沒了！」

醫　師 「如果有效，診所就可以通通關起來了，怎麼可能會有效啦！」

醫師每天都得應付這些「假醫學」或是似是而非的「偽科學」，我相信也回答地很辛苦，「要吃就吃吧！記得也要吃藥就好。」一個個去回答病患這些漫天蓋地的廣告用語，就好像要幫被洗腦的人排毒一樣，最終還是希望病人可以乖乖吃藥，至少不要惡化。

保健食品當然有它的「功效」，但是保健食品只是輔助之用，不能達到真正治療的效果，所以病患還是得按照醫囑吃藥才有療效。到目前為止，藥物還沒有辦法真正的把糖尿病完全根治，都只能做到症狀控制，避免一直惡化。

英國有研究指出，對於糖尿病患者，越早開始控制血糖，往後 10 年 20 年就算血糖上升，罹患心血管疾病的機率也會下降，這就是俗稱的遺產效應（Legacy effect），越早開始治療糖尿病，長期的效果越好。

「我才剛得到糖尿病，血糖高一點而已，先不要吃藥，等之後再說。」

這是嚴重錯誤的觀念！一旦知道有糖尿病，就要用各種方式趕快控制血糖，包括藥物、飲食、運動，盡可能把血糖控制下來，寧可 5 年 10 年之後血糖慢慢高上去，也不要在一開始知道時，血糖一直沒去控制，等到出現問題了再來處理。

糖尿病是個風險值很大的疾病。糖尿病不會立即把你怎麼樣，但是會一點一滴地慢慢改變你的所有器官。

眼睛泡在糖裡，慢慢霧掉，人就瞎了。

傷口泡在糖裡，慢慢爛掉，就截肢了。

腎臟泡在糖裡，慢慢壞掉，就洗腎了。

腦子泡在糖裡，慢慢硬掉，就中風了。

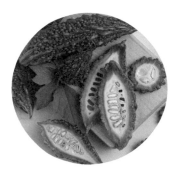

不想要過上這麼可怕反覆進出醫院的日子，請配合醫師的建議，乖乖服藥、適當減重、找到生活目標，還是可以有開心的人生！不要再只吃什麼沖繩山苦瓜了，有很多高科技的新藥可以幫助你改善糖尿病的！

→ 有助改善糖尿病的運動治療法

高血糖會危害身體許多器官

「血糖」顧名思義就是血液中的葡萄糖，只有葡萄糖的分子量夠小，可穿過微血管壁，到達腦部細胞或是肌肉細胞。人類要有足

夠的血糖才能思考、才能動作,當血糖太低,人就會開始慢慢關機,進入休克的狀態,簡單說就是昏倒了。

當血糖太高,身體肌肉跟腦部用不掉這些血糖時,身體就會把血糖轉成脂肪存起來,但是貯存空間總是有限,所以存不成脂肪的,就會在全身所有的血管中流來流去,流到了腎臟就被過濾出去了,本來腎臟可以把這些不小心過濾掉的葡萄糖再拿回來(**再回收階段**),但是高血糖造成的負擔太大,沒有辦法全部拿回來,所以就從尿中流失了,這時候就會在尿裡驗出葡萄糖,就變成糖尿病。

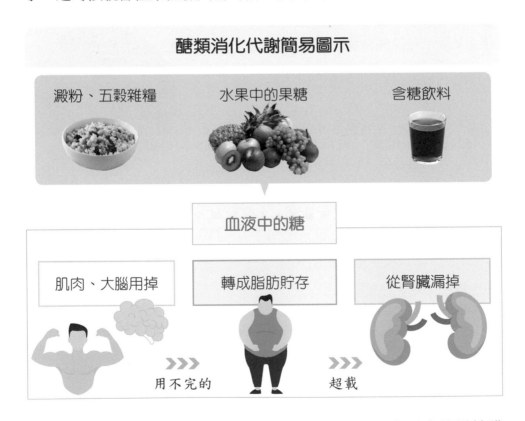

醣類消化代謝簡易圖示

澱粉、五穀雜糧　　　水果中的果糖　　　含糖飲料

血液中的糖

肌肉、大腦用掉　　　轉成脂肪貯存　　　從腎臟漏掉

用不完的　　　　超載

血糖的來源,可以從五穀雜糧取得,也可以從水果中的果糖獲得,但現在很多人卻從含糖飲料中的「糖」獲得,糖尿病患一定得減少含糖飲料的攝取,縱使一般人也一樣要節制,因為長期攝取含

糖飲料，之後有可能形成第二型糖尿病，一旦得了糖尿病，身體有很多的器官有可能慢慢地被破壞。

肌力訓練加上有氧運動有助控制血糖

對於糖尿病患者來說，最有效的運動治療就是肌力訓練＋有氧訓練！

我們都知道肌肉跟脂肪不一樣，脂肪就是儲藏室的概念，脂肪的目的就是為了留存能量；而肌肉就是馬達的概念，肌肉就會「不停地」消耗能量。白天有在做事時，肌肉消耗能量；晚上在睡覺時，肌肉也消耗能量。

也就是不論白天或晚上，肌肉都會一直消耗能量，身體中最主要的能量就是葡萄糖，也就是血液中的血糖，肌肉會一直消耗血液中的血糖，對於血糖控制非常重要！肌力訓練就是為了增加肌肉量，進而協助人體控制血糖。

而有氧訓練也可以在運動的當下，將血糖轉換成肌肉的動能，協助控制血糖，更重要的是，近年還有研究顯示，有氧訓練之後，血糖消耗的能力，在運動後還可以維持一段時間，也就是說，除了運動當下可以消耗血糖，運動之後還是會持續地消耗血糖，這對控制血糖是非常有幫助的。

分腿蹲 ⤑ 可快速提高心跳率、增加心肺功能，訓練臀大肌、股四頭肌，增強糖尿病腎友的基礎代謝率。

【建議練習次數】左右各一次當作一回，重複 20 回。

【動作】
雙腳右前左後站立，雙手可以在胸前拿個重物，像是小啞鈴或是寶特瓶，在保持平衡的情況之下，慢慢下蹲，感覺重心在右前方，保持平衡撐住 10 秒鐘，再慢慢回正，再將雙腳換成左前右後，重複一樣的動作。

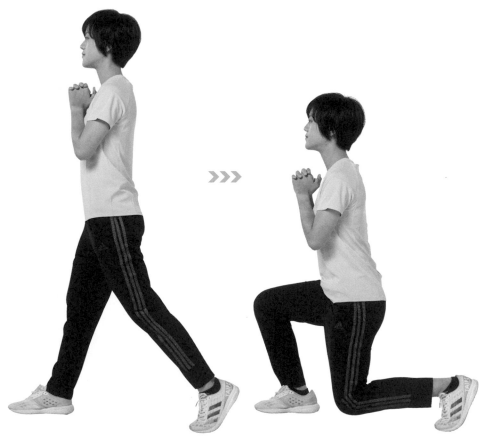

【物理治療師 分享護腎運動 TIPS】
這個動作可以快速地提高心跳率，增加心肺功能，同時也訓練了全身最大的二塊肌肉，臀大肌跟股四頭肌，這二塊肌肉如果比較強壯（肌纖維比較多），可以有效地提高糖尿病腎友的基礎代謝率。

肩推（垂直推）┅┅➡ 增加肩部的肌肉量，同時提高肩部的關節活動度。

【建議練習次數】向上支撐 5 秒再放下，重複 30 次為一回合，一天可做 2 ～ 3 回合。

【動作】
雙腳分開站，與肩同寬，雙手各拿一個重物（如啞鈴、水瓶、沙包），將手向天上推，把手肘打直，感覺重量垂直的壓在肩膀上，支撐 5 秒鐘再放下。

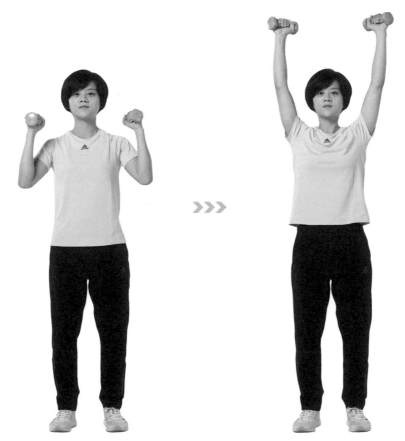

【物理治療師 分享護腎運動 TIPS】
這個動作在生活中的功能很大，我們其實常常需要將手舉高，像是曬衣服的時候、拿高處櫃子的東西，能夠把手舉高同時有肌力是非常好的，而且手部的動作也可以提高心跳率，增加心肺功能。

彈力繩下拉（躺姿） ⅢⅢ➡

> 可訓練到三角肌（Deltoid）的後側纖維，還有二頭肌（Biceps），在生活中二頭肌對於拿取物品或是搬重物都非常重要。

【建議練習次數】一天可以早晨及晚上各做一次，以隔天沒有產生過度的肌肉痠痛為原則。

【動作】
先將彈力繩固定在一個重物下，像是桌腳或是床腳，然後躺著的時候，雙手抓住彈力繩，慢慢地向下拉，可以感覺到肩胛骨以及胸肌的用力，停住5 秒鐘再放鬆向上，重複 20 下。

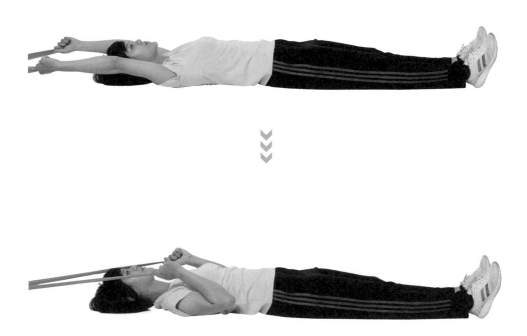

【物理治療師 分享護腎運動 TIPS】
現代人滑手機低頭族太多，這個運動可以強化我們的胸肌，調整整個肩膀的姿勢。彈力繩的強度可以略強一些，向下拉的時候如果抓不緊彈力繩就會彈回去的程度。

腹部訓練 ┅┅➤ 訓練腹肌（身體正中間的肌群）可維持走路的平衡感及良好的坐立姿勢。

【建議練習次數】這個動作強度非常高，請依個人身體情況調整。通常可以從一天 5 下開始慢慢進展到一天 10 下。

【動作】

先平躺在瑜珈墊上，配合呼吸慢慢地將雙腳舉起來，會感覺到腹部非常用力，這時候要注意保持腰椎的平衡，不要弓起來太多，在空中停留 5 秒鐘放下，重複 5～10 次。

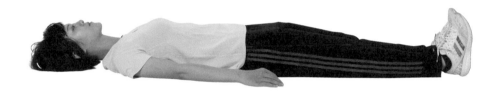

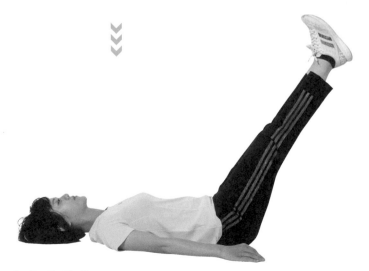

【物理治療師 分享護腎運動 TIPS】

腹肌是人身體正中間的肌群，對於人體的走路、平衡都非常重要。訓練腹肌可以增加我們維持坐姿的能力，腹肌越有力氣，人就不容易駝背，現代人工作時間很長，常常需要坐著，腹肌可以幫我們維持良好的姿勢。

慢性腎臟病 + 高血壓的運動保健

→ 血壓太低或太高都不利腎臟健康

腎臟是一個充滿微血管的器官，跟人體的血管情況息息相關，當一個人血壓高的時候，流到腎臟的血流壓力同時也會上升。腎臟是很精緻的構造，沒辦法承受過高的血壓，而且腎臟每天要過濾大量的血流，對血壓的變化十分敏感。

血壓太低時腎臟會缺氧壞死，但是血壓過高也會對腎臟造成很大的傷害，造成腎臟的小血管硬化，進而造成腎功能損傷。

腎功能不好，身體無法正常調節鹽分跟水分，排不出去的鹽分及水分滯留在血管內，會造成血管壓力增加。另外，腎臟也有分泌調整血壓的荷爾蒙——腎素（renin），腎臟損壞時，調節血壓的賀爾蒙也會失調，使血管緊張，增加血管張力，血壓也會上升。

由於腎臟是充滿微血管的構造，有些疾病會同時造成大小血管的病變，也就是可能同時造成高血壓與腎臟病。最常見的就是糖尿病患者，久了常常伴隨有高血壓及腎病變。一旦兩者同時出現，又會互相影響彼此的病程。

慢性腎臟病患容易併發高血壓，高血壓久了又會造成腎臟的損傷，這樣變成一個惡性循環，有些人會害怕要吃一輩子的血壓藥，可是如果不吃血壓藥讓血壓

腎臟病惡性循環

腎臟受損

血壓更高

調整血壓
能力受損

高血壓

惡性
循環

一直上升，反而會造成腎臟的損傷，很有可能得提早洗腎，所以不要害怕血壓藥，配合醫師的指示服用血壓藥，才能幫助腎臟維持更久的健康。

→ 有助改善高血壓的運動治療法

在慢性腎臟病患身上，高血壓是常見的併發症，有很多研究報告證實運動對於高血壓的改善很有幫助！

騎腳踏車、慢跑、爬山等心肺耐力訓練，有助調整血壓

從物理治療師的專業角度分析，我認為心肺耐力的訓練有助心肺健康，心臟越健康，對血壓的調整當然也會越有幫助。

什麼是心肺耐力訓練呢？就是運動進行的時間大約 30 分鐘到 1 小時，像是騎腳踏車、慢跑、爬山之類的運動，多數人都可以維持半小時以上的運動時間，而且每次運動的時候，要覺得有流汗、有點喘、說話會需要停頓一點點，這樣就可以訓練到我們的心肺耐力。

因此如果只有走路，完全不會喘，還可以邊走路邊唱歌，這樣的運動強度是不夠的。

切記運動過程中的血壓增加幅度不要大於 20 毫米汞柱

當然血壓太高時並不適合運動，一般我們會說血壓大於 140 毫米汞柱時，可能要先休息，不要讓血壓一直上去，而在運動的過程中，血壓增加的幅度也不要大於 20 毫米汞柱，也就是說如果本來的血壓是 130 毫米汞柱，運動過後不要大於 150 毫米汞柱。

介紹一組運動 Tabata，這是個很不一樣的運動模式，像是個小小的體能訓練。

半蹲舉手外展（tabata 方式）▸ 透過不斷重複的動作，可以讓心跳率和燃脂率有效提升！

【建議練習次數】作法是連續動作 15 秒後、休息 15 秒、一組合計 30 秒，將此步驟重複 6 ～ 10 組。

【動作】
半蹲舉手外展，這個動作結合了下肢和手臂的運動，是個全身性的訓練！動作分為兩個，第一個是預備動作，腳先站比肩寬一些，手自然垂放兩側，第二個動作是半蹲，同時手臂往外展開舉向頭；Tabata 計時開始後，第一和第二動作不斷重複 15 秒後，休息 15 秒，30 秒為 1 組重複到第 4 組時，可能會開始微喘並肌肉痠軟，大家堅持下去，但也提醒要量力而為哦！

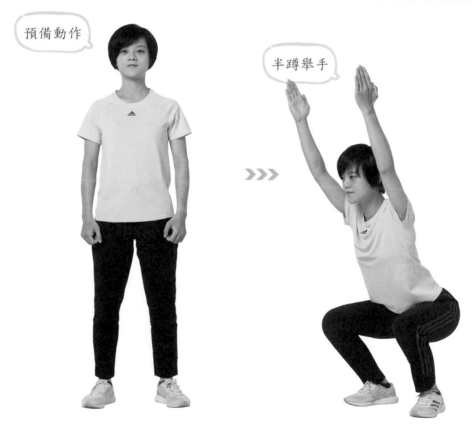

預備動作

半蹲舉手

【物理治療師 分享護腎運動 TIPS】
如果真的有點喘了，就停下來量一下血壓，還是記得大原則，運動時血壓不要超過原本血壓＋ 20 毫米汞柱。

慢性腎臟病＋骨質疏鬆的運動保健

→ 早存骨本，避免骨質流失引發後遺症

根據衛生福利部統計，在台灣 50 歲以上的人，有四分之一的比例有骨質流失的問題。骨質流失的下一步就是骨質疏鬆症，所以我們要在骨質流失時就趕快控制好，不要讓骨頭一直流失到變成骨質疏鬆的狀況。

骨質疏鬆是一個無聲的疾病，並不會有疼痛的感覺，所以多數人都不自覺，直到骨質慢慢流失，造成骨頭的支撐力不足，有一天不小心跌倒了，可能就會面臨骨折，骨折後又有可能引發嚴重的疼痛，無法自行活動，甚至影響生活品質進而造成死亡的問題。

最容易觀察到的骨質疏鬆現象，就是身高變矮、駝背這些身形的變化，但很多中老年人都覺得年紀大了本來就會變矮，所以沒有太在意。我們骨質的密度大概在 30 歲左右時是最高峰，之後就慢慢減少，尤其女性在更年期過後，骨質流失的速度會更快，所以很多婆婆媽媽駝背的情況非常嚴重，變矮的速度也很明顯，一定要特別留意有沒有骨質疏鬆的問題。

骨質疏鬆在醫院可以用雙能量 X 光吸收儀（Dual-Energy X-ray absorptiomtry, DXA）來檢查，這是公認最標準的檢測儀器，另外也可以使用超音波檢查儀，來做骨密度的初步判讀。

相信所有的醫生都同意，可以趁年輕時早一點開始存骨本，首先補充鈣質有助存骨本，鈣質的來源非常多，一般建議可以從乳製品、豆類、深綠色蔬菜，或是黑芝麻來補充。

維生素 D3 也是非常重要的，可以幫助從腸道中吸收鈣質。一般來說透過適當日曬，就可以協助體內的維生素 D 轉化成活性的維生素 D3，我們可以在每天上午 10 點以前或是下午 2 點以後，不要曬傷為前提，在沒有擦防曬乳的情況下曬太陽 10 分鐘到 20 分鐘，可以有效地刺激皮膚轉化維生素 D。

當然骨質疏鬆不是只有鈣質跟維生素 D 不足兩個因素而已，還有很多微量元素、礦物質的成分，也都跟骨質的密度有關係，還是鼓勵均衡飲食，充足地攝取各式各樣的食物，以減少骨質疏鬆的可能性。

➔ 腎臟病患併發骨質疏鬆的 3 大原因

腎臟病患者有很多因素會造成骨質疏鬆的併發症。舉例如下：

原因一	原因二	原因三
腎臟原本有協助活化維生素 D 的功能，然而對於慢性腎臟病患來說，活化維生素 D 的功能會下降，造成體內的維生素 D 不足；腸胃道對於鈣質的吸收不良，體內的鈣質就不足，以致容易有骨質疏鬆的問題。	身體裡面的鈣跟磷會呈現一個平衡，腎臟病患對於磷離子的排除會有問題，體內的磷離子可能會跟著升高，造成骨頭中的鈣質，被釋放到血液當中來平衡，所以骨質裡面鈣質就流失了，長期下來也會造成骨質疏鬆的問題。	大多數可以攝取到高鈣的食物，像是乳製品或是豆類，同時也是高磷的食物，腎臟病患身體裡面的磷離子排出不易，所以在飲食上必須限制，限制磷的同時，也限制了鈣質的食物。

綜合以上三個原因，慢性腎臟病患常見骨質疏鬆的問題，所以我們更要尋找適合的食物以及營養補充品來幫助補充鈣質，有時還要額外補充維生素 D，以及加入下個章節要提到的運動，多管齊下才能降低骨質疏鬆的危害。

→ 有助改善骨質疏鬆的運動治療法

改善骨質疏鬆的兩大重點是飲食與運動，而飲食方面如前述，對於慢性腎臟病患的限制比較多，所以更要從運動著手。

承重運動（如跑步、跳繩），有助刺激骨質生長

從物理治療師的專業角度，我們認為對於骨質疏鬆有幫助的運動是「承重運動」。什麼是承重運動呢？就是可以有一些些碰撞、有一些些擠壓的運動，例如跑步就是一種承重運動，騎腳踏車就不是。因為騎腳踏車的時候，重量都在椅墊上，所以並沒有擠壓到我們的下肢；反觀跑步的時候，身體的體重會壓在我們的下肢，這些壓迫的力道，就會刺激骨質的增生，進而減少骨質疏鬆發生的可能性。（這也是很多人說青少年跳繩會長高的主要原因）

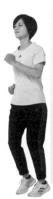

跑步	跳繩
在跑步的過程中，可以訓練下肢的肌力，同時算好配速，還可訓練心肺耐力，更重要的是，跑步對下肢的骨頭是個很好的承重運動，可有效刺激骨質的生長，進而預防骨質疏鬆。跑步時上半身的重量壓在下肢，在下肢的股骨跟脛骨受到壓力，產生壓電效應，進而通知成骨細胞作用，成骨細胞負責產生新的骨質細胞，所以骨質的密度就可以上升。	是一個直接增加下肢骨密度很好的運動，藉由反覆地跳躍，刺激成骨細胞作用，讓骨密度增加。不過對於末期腎友，跳繩還是相對高強度的運動，所以不適合。對於第一至四期的腎友可依體力狀況再做決定。

負重深蹲 ⋯⋯➡ 加強下肢承重力,刺激骨頭成長,進而減少骨質疏鬆的情況及肌少症的風險。

【建議練習次數】一次 20 下,一天練 3 次,對於上肢跟下肢的訓練就非常足夠了。

【動作】
其實這個動作跟深蹲非常像,只是我們要準備一個比較重的水桶或是啞鈴,雙手抱著啞鈴或是大水桶慢慢地向下蹲,蹲到底的時候就回正,重複20 下,一開始的時候,可以用比較小的水桶,或是只裝半桶的水來練習,慢慢比較壯了,就可以把水裝滿或是用啞鈴之類比較重的道具。

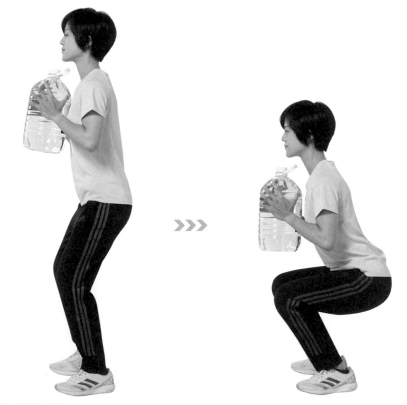

【物理治療師 分享護腎運動 TIPS】
這個運動是利用水桶或是啞鈴的重量,來增加下肢的承重,增加重量才能夠刺激骨頭成長,進而減少骨質疏鬆的情況,對於有骨質疏鬆的腎友來講,還可以同時增加上肢的肌力,用力握著水桶或是啞鈴的時候,也可以讓上肢的肌肉受到訓練,減少肌少症的風險。

慢性腎臟病＋肌少症的運動保健

→ 減緩肌肉流失的速度，避免失能到來

「肌少症」（Sarcopenia）是老年失能的兇手，特徵是持續且全身的骨骼肌重量及功能減少，會造成失能、生活品質下降，甚至生活無法自理，增加死亡的風險。

人的骨骼肌肉本來就會隨著年齡增長而減少，年過 40 歲，肌肉量會以每 10 年減少 8％的速度流失；70 歲後則以每 10 年減少 15％的速度加速流失。

肌肉的力量跟我們生活的功能息息相關，你可以想像剛出生的嬰兒肌肉力量很弱，最多只能抱著奶瓶喝奶，逐漸長大後，肌肉力量也隨著成長，就有力氣將自己撐起來走路，或是拿起更重的東西，完成生活中必要的活動。

大多數的成年人都可以完成生活中的必要功能，也就是身體的肌肉力量可以讓我們去自在生活。到了中年以後，就會有些人開始走路走不遠、爬樓梯會喘，甚至出現手部的力氣不足，無法拿取較重的東西，或有人甚至沒有辦法把瓶蓋打開，這些都是我們肌肉力量逐漸流失，而造成的生活功能缺損。

當肌力流失到一個程度，我們就開始進到「低功能區」，也就是有部分生活需要別人的幫忙，如果再不控制，一直流失到「失能區」，大部分的生活就可能要依賴別人的協助了，這樣的失能生活就會失去尊嚴，而且距離人生終點可能會越來越近。

一般人的體能退化，可能是 70 歲、80 歲以後才會進到低功能區，僅少數需要別人的幫忙，多數生活還是可以自理，但是肌少症的患者可能在青壯年期 55 歲左右就開始進到低功能區，如果不加以控制治療，70 歲左右恐怕就完全進到失能區，失去生活自理的能力。

肌力訓練的目標，在成年以前，肌肉力量的目標是盡量上升，肌肉越多越好；而成年以後，肌肉量要盡可能維持在頂端；但是到了老年，本來肌肉就會流失，就要盡量減緩肌肉流失的速度。

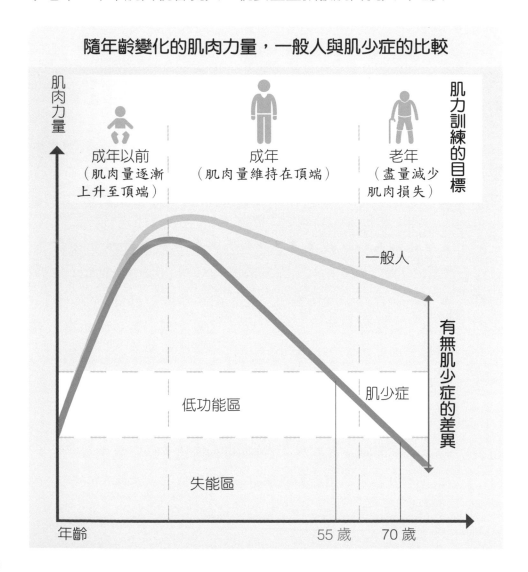

隨年齡變化的肌肉力量，一般人與肌少症的比較

→ 有助改善肌少症的運動治療法

腎臟病患容易併發肌少症的 3 個原因，如下：

肌肉生長需要胺基酸
含胺基酸豐富的食物很多都是高磷食物，慢性腎臟病患對於磷離子的代謝有問題，需要做「低磷飲食」，因此也可能減少了胺基酸的攝取，造成身體肌肉量下降，進而產生肌少症的情況。

腎臟代謝功能
慢性腎臟病患因為腎臟代謝的問題，容易覺得疲倦，不想運動，肌肉一直流失沒有增加，導致肌少症的情況。

缺乏運動
慢性腎臟病是不可逆的疾病，傳統認為生病要多休息，家屬自然希望患者多休息，減少運動，而病患本人也會因為害怕而不敢運動，以致運動的好處還沒達到，就先因為「恐懼」而造成身心壓力，越害怕越不敢動，越不動越疲倦，接下來就真的變肌少症了。

利用彈力帶、深蹲等重訓，強健上下肢肌肉

對於肌少症最有效的運動就是肌力訓練，或是俗稱的阻力訓練、重量訓練，像在健身房很多的重訓器材，都可以加以運用訓練。

從運動心跳、時間和強度，檢視身體負荷程度

　　以下提供幾個簡單的判定基準，可檢視自身的身體狀況是否會太累。

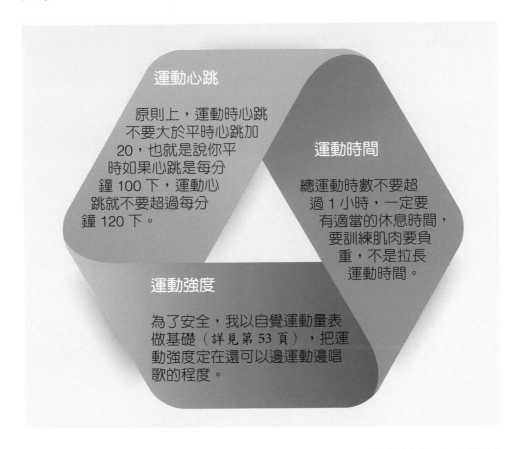

運動心跳

原則上，運動時心跳不要大於平時心跳加20，也就是說你平時如果心跳是每分鐘 100 下，運動心跳就不要超過每分鐘 120 下。

運動時間

總運動時數不要超過 1 小時，一定要有適當的休息時間，要訓練肌肉要負重，不是拉長運動時間。

運動強度

為了安全，我以自覺運動量表做基礎（詳見第 53 頁），把運動強度定在還可以邊運動邊唱歌的程度。

　　建議慢性腎臟病患或是洗腎患者，如果同時合併肌少症的情況，可以先做以下運動：

深蹲 ᠁➡ 通過下肢有效的肌力訓練，能夠讓您可以順暢外出走路、上下樓梯及蹲下取物。

【建議練習次數】一開始先一天 1 回合，再慢慢進步到一天 3 回合。

【動作】

在練習深蹲的時候，一開始不用很低，只要蹲下時有覺得大腿前側出力，然後站起來覺得臀部出力，這樣就足夠了。一開始先做 5 次當一回合，如果可以承受，慢慢增加到 10 次，隨著練習的次數增加，再慢慢增加蹲的深度，也就是先增加次數，再增加強度。

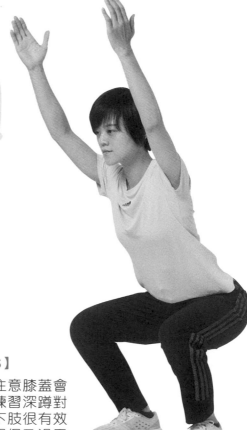

蹲下時有覺得
大腿前側出力，
站起來覺得臀部出力。

【物理治療師 分享護腎運動 TIPS】

膝蓋退化的腎友，練習深蹲時要注意膝蓋會不會疼痛，如果沒有明顯疼痛，練習深蹲對膝關節也是有幫助的。深蹲是對下肢很有效的肌力訓練，要能夠好好走路、趕得及過馬路、上下樓梯，這些動作都需要下肢的肌力。

彈力帶上肢訓練 ⭢ 強化上肢的肌力訓練，增加手臂的肌耐力。

【建議練習次數】建議從一天一回合開始，慢慢進步到一天三回合。

上肢的肌力對日常生活也很重要，像是開罐子、提菜籃、扭乾毛巾等，這些都需要花力氣才能完成，所以利用彈力帶的拉力來幫上肢做肌力訓練。

【動作】
將彈力帶握於雙手，慢慢拉開之後，保持左右拉開的拉力，慢慢上舉與放下，10下當一回合，記得手要有點抖抖抖的感覺，才是有出到力氣。跟下肢一樣，如果想要增加強度，先增加次數，再增加強度。

手要有點
抖抖抖的感覺，
才是有出到力氣。

【物理治療師 分享護腎運動 TIPS】
為了增加強度，市面上有不同顏色的彈力帶，代表著不同張力，可以選擇越來越高的張力來訓練，如果沒有很多彈力帶，也可以把原本的彈力帶對折來代替，但是注意一下，如果是用對折的方式，張力會一口氣變成二倍，仍要評估自己是否可承受這樣的張力。

彈力帶弓步蹲運動 ⫘➡ 訓練全身上下肢的肌肉、大腿、手臂及平衡感。

【建議練習次數】建議一天 1 回合開始，慢慢進步到可以一天 3 回合。

　　這個動作一口氣就會練到全身上下肢的肌肉，屬於中高強度的運動，可以訓練到大腿、手臂，甚至連平衡感都可以訓練到。

【動作】

左腳前、右腳後的站著，雙手握住彈力帶，將彈力帶的中段用左腳踩著，然後重心移至左腳向前蹲，同時雙手握緊彈力帶上舉，撐住 10 秒，手再放下，重心再回到雙腳承重，重複 5 次，再換成右腳在前，再做 5 次當一回合。

> 這個動作屬於中高強度的運動，可請教醫師或物理治療師，不可太勉強。

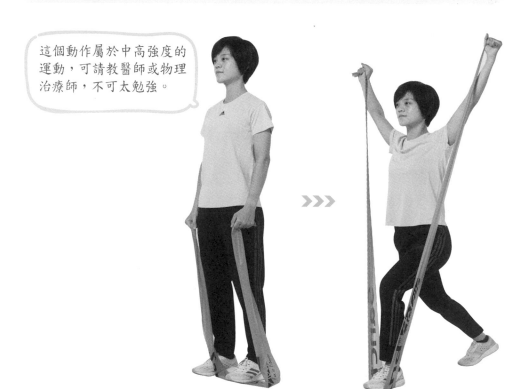

【**物理治療師** 分享護腎運動 TIPS】

但要特別注意，慢性腎臟病患不可過度勞累，太激烈的運動仍會造成腎臟的負擔，因此怎麼判定會不會過度勞累是非常重要的事！每位慢性腎臟病患的情況都不同，書中的運動療法不一定適用每個人，負責照顧的醫師一定最熟悉病患的身體狀況，所以一定要問過醫師才是最安全的。

慢性腎臟病 常見共病與運動治療　↓　慢性腎臟病＋肌少症的運動保健

慢性腎臟病＋痛風的運動保健

⇥ 痛風常伴隨肥胖、高血壓、血脂異常等代謝症候群

　　痛風，其實是痛風性關節炎（Gouty arthritis）的簡稱，好發在腳的大拇指關節，主要原因是尿酸的結晶引發了身體的發炎反應，發炎反應會有紅腫熱痛，通常腳的關節腔非常的小，只要稍微腫脹就會非常疼痛，所以痛風發作時，俗稱就是風吹過去就會痛，也有人說這是男生最能夠體會到女生生產疼痛等級的疼痛。而尿酸為什麼會結晶呢？主要原因就是尿酸的濃度太高，可以分成兩個部分，一個是製造太多，另一個就是來不及代謝。

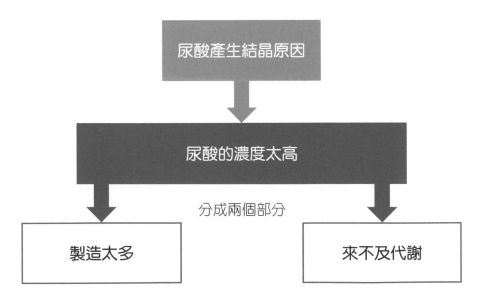

　　製造太多，可以想像成是吃進太多會產生尿酸的食物，像是酒精、含糖飲料、帶殼的海鮮等，這些飲食習慣造成身體裡面容易產生尿酸的結晶，進而誘發痛風。值得一提的是，過往認為豆類、菇

類也會引發痛風，近年的研究已經洗刷冤名，植物性的食物攝取與痛風相關性並不高。

　　傳統認為大魚大肉、龍蝦、螃蟹，加上酒精容易引發痛風。以前的年代，一般民眾根本沒機會吃這麼好，所以才說是皇帝的疾病，可是現代人的飲食型態，不論吃到飽的自助餐，還是居酒屋、熱炒的下酒菜，其實很容易就可以吃到，近年的研究已經發現，蛋白質的總量並不會引發痛風，可是酒精飲料（特別是啤酒、烈酒跟紅酒），仍然是造成痛風的主要因素之一。

　　來不及代謝，就跟身體的基因或是其他疾病有關係，統計上很多痛風的患者，同時都有肥胖、高血壓、血脂異常等代謝症候群一起發生，可以想像成腎臟來不及把尿酸代謝掉，進而堆積在身體裡面而產生結晶。

　　痛風除了發作在腳的大拇指關節之外，其實全身上下所有的結締組織都有可能長出痛風石，如果飲食持續不控制，痛風石累積到後面，有些患者的手跟腳會很像樹根，長出樹瘤般的變形，不只有疼痛的問題，也會影響生活功能。

→ 高尿酸不控制，最終可能就得面臨洗腎

　　正如前一節提到的，痛風主要是尿酸結晶引發了身體的發炎反應，而尿酸主要的排泄器官就是我們的腎臟，一旦尿酸升高，在腎臟的濃度也會升高，就有可能產生尿酸結晶沉積在腎臟，造成腎臟的傷害。

　　就算沒有尿酸結晶，高尿酸本身就會造成腎臟內的腎絲球及腎間質的傷害，造成腎功能下降，長期累積，就有可能造成不可逆的

慢性腎衰竭。腎衰竭又會造成尿酸不易代謝，身體裡面的尿酸越來越高，形成一個惡性循環，如果不趕快用藥物或是飲食控制，來解決高尿酸的問題，就有可能造成需要洗腎的情況。

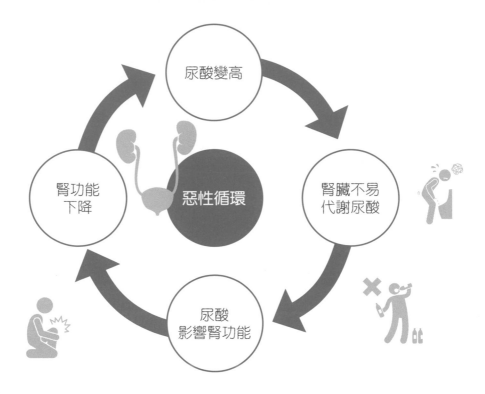

而在台灣常見痛風患者，一旦痛風發作，疼痛難耐，就去買止痛藥來吃，然而大部分的止痛藥是使用非類固醇類的消炎止痛藥（NSAID），止痛藥長期使用會造成腎臟損害，甚至有些患者的疼痛太難以忍受，吃了大量的止痛藥，有可能導致急性腎衰竭。

⇢ 有助改善痛風的運動治療法

當痛風正在發作時，建議多休息、多喝水。最重要的是對正在疼痛的關節冰敷。此外，被動關節運動和淋巴引流，也可以減緩疼痛及腫脹不適。

冰敷

我自己試過很多方法，用冰枕包毛巾、用冰塊直接敷上、用市面上賣的涼感噴霧，我覺得最有效的方式是用「流動水散熱法」，就是利用涼水流動，如果是腳的大拇指疼痛，把腳放在水龍頭底下，打開水龍頭流出一點點水，透過低溫的冷水流過疼痛的關節，這樣可以有效帶走關節的熱，進而減少疼痛感，真的比單純泡冷水來得更有效！

被動關節運動

痛風正在發作時，運動就先暫時不做，一方面是關節已經很痛了，再去動它更受不了，另一方面是此時的關節正處於嚴重發炎紅腫狀態，不適合再給予過度的壓力，所以痛風正在發作時，建議採取「被動關節運動」。

被動關節運動，顧名思義就是關節是「被動」的，一樣用腳大拇指當作例子，在腳不出力的情況下，可以用手幫助大拇指做出上下的動作，用手幫腳大拇指動，而不是腳的大拇指自己動，這就是被動關節運動，慢慢地向上折之後再向下折，在可以忍受的範圍將疼痛的腳大拇指慢慢活動。

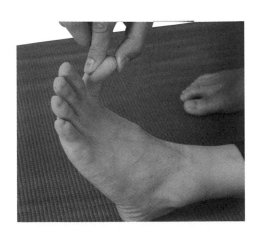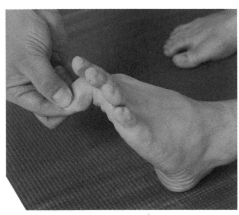

淋巴引流

痛風發作時，除了上述的「被動關節運動」外，把多餘的水腫帶走的淋巴引流，也有助改善，並減少腫脹疼痛感。

一樣用腳大拇指當例子，如果是腳部的水腫，先輕輕地按摩鼠蹊部，鼠蹊部是下肢很重要的淋巴結的位置，先將淋巴結疏通，是淋巴引流最重要的方法；再來就是按摩膝窩，這也是淋巴結的位置，這二個部分都輕輕按摩過之後，再按摩腳大拇指。

正在腫痛的大拇指，按摩的要領就是按著不要放開，在可以忍受的範圍內，慢慢下壓，好像在壓輪胎的感覺，會有阻力（以及痛感）就停在那個深度，等阻力下降了，或是比較不痛了，就再壓深一點，裡面的水分就會慢慢被「擠走」，重複幾個點，把腫痛關節的水分都壓走，就會覺得腳比較舒服了。

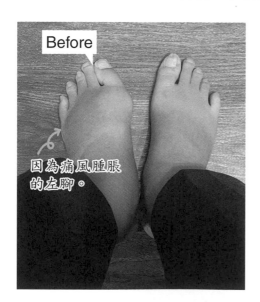

因為痛風腫脹的左腳。

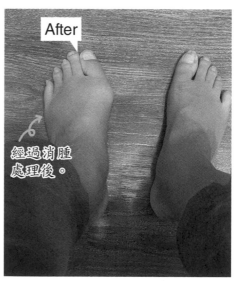

經過消腫處理後。

腹膜透析患者的生活

聽說用腹膜透析來洗腎可以輕輕鬆鬆出國玩，
工作跟生活的影響較少，但是要在肚子上裝一條透
析管，肚子上打洞之後，怎麼洗澡呢？可以洗溫泉
嗎？還有什麼運動可以做呢？

什麼是腹膜透析？

　　透析就是指藉由醫療處置的方式，移出身體內多餘的水分、廢物或藥物等代謝物質。

　　腹膜是在腹腔內包覆在內臟上的薄膜，腹膜上有豐富的微血管，當微血管跟透析液接觸時，如果有濃度差，就會產生擴散作用，所以腹膜透析就是利用腹膜作為過濾、排除體內多餘的水分及廢物的方式。

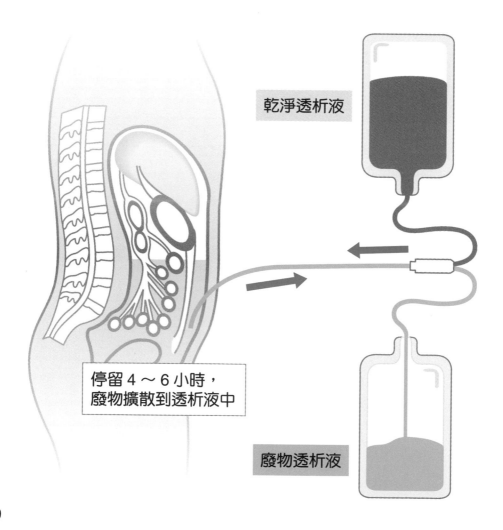

乾淨透析液

停留 4 ～ 6 小時，
廢物擴散到透析液中

廢物透析液

連續性可攜帶腹膜透析（Continuous Ambulatory Peritoneal Dialysis，簡稱 CAPD），是目前最常見的腹膜透析方式，每日進行 3 ～ 5 次的換液，除換液時間（約 30 分鐘）之外均可自由移動，另一種腹膜透析的方式是自動腹膜透析（Automated Peritoneal Dialysis， 簡稱 APD），利用機器在夜間進行換液，而日間則可以自由移動。

→ 腹膜透析可以取代腎臟的功能嗎？

「陳先生，我看你還是要準備一下洗腎，我建議你選擇腹膜透析，比較容易維持殘餘腎功能，詳細情況等一下旁邊衛教師會跟你說明。」

當腎臟科醫師一提到「洗腎」兩個字時，通常腦子就關機了，不太能聽清楚後面的說明，什麼殘餘腎功能，那是指什麼？會不會有什麼併發症？腹膜透析又是什麼？

腹膜透析有何作用？

腹膜透析（Peritoneal Dialysis，簡稱 PD）所指的腹膜，就是腹腔內的微血管，而透析就是移除廢物的意思。所以腹膜透析，就是利用腹腔內的微血管來移除廢物的方式，可是這樣的方式真的可以取代腎臟的功能嗎？

腎臟的功能很多，包括血壓的調整、維生素 D 的活化、幫忙造血的功能，還有大家最熟知的排除水分及廢物，腹膜透析只能幫到排除水分及廢物，而且只有幫上部分的忙而已，也就是說，雖然萬不得已要用洗腎的方式來生活，但這個腹膜透析的方式卻只有發揮本來腎臟的四分之一不到的功能。

即便無法完全取代腎臟的功能，但對於腎功能低下的患者來說，還是有非常大的助益。

我們一開始就提過，腎臟就像身體裡面的垃圾車，負責將身體裡面新陳代謝的廢物搬出去，當腎功能低下，廢物的清除速度就下降，垃圾就會越堆越多。

腹膜透析就是拿來當垃圾車的備案，由這台備用垃圾車來幫忙倒垃圾。然而腹膜本來的專職就不是拿來當垃圾車的，所以倒垃圾的效能就沒有這麼好用，身體的廢物還是沒有辦法完全清除。

但是人只要活著就有新陳代謝，就有廢物產生，如果不開始多多少少地利用腹膜將垃圾倒出去，這些廢物（或是稱尿毒）就會一直堆積，堆積久了，水分排不出去，就開始有水腫、呼吸困難的情形，漸漸會有尿毒的症狀，噁心、嘔吐，最後毒素堆到腦部，就會強迫腦子關機，人就昏倒了，被路人或是家人送到急診室。

雖然腹膜透析沒有辦法完全取代腎臟的功能，卻可以讓病人不至於演變到上述這樣可怕的情況。

要不要早點開始透析，請諮詢您的醫師

這是屬於進階的問題，你已經接受末期腎衰竭的事實，也知道以目前的醫學科技沒辦法逆轉腎功能，接受終將要洗腎的事實後，那就可以開始考慮要不要早點透析了。

說真的，這個問題沒有辦法給個明確的答案，腎功能的抽血報告是一個指標，但不是唯一的指標，要綜合考量病患的年紀、工作型態、生活習慣，以及最重要的生活品質！

洗腎的目的是為了獲得比較好的生活品質，所以如果拖到昏倒送醫，那樣的生活品質肯定不會好，但也不用太早就灰心，趕緊接受洗腎，不過腹膜透析還是有其副作用跟風險的，所以要不要早點開始透析請跟醫師好好討論過，再下決定！

未知的恐懼，才是恐懼！請冷靜以對！

太多人因為「聽說」洗腎很可怕，洗到傾家蕩產、每周都要去醫院，搞到自己沒工作、生活沒品質，這些都是「聽說」來的，並不是自己真正的經歷，也不是身邊的人的經歷，更不是專業的醫療人員跟你說的經歷，都是不知從何而來的「聽說」，正因為現代的資訊太發達，造成資訊爆炸，以訛傳訛、三人成虎的自己嚇自己！

找到正確的資料，也許不能改變要洗腎的事實，卻可以讓心情平穩下來。平穩的心，冷靜以對，才能做出對自己最好的選擇。

希望你安心。

→ 在肚子上打洞？植管手術怎麼做？

病患很緊張地問：「手術會不會很可怕？」

醫師很淡定地回：「不會的，睡一下就做完了，不會痛的。」

每位聽到要手術的病患，心中都忐忑不安，醫師的回答也常是一句話就結束了，但真的這麼容易嗎？

通常在植管手術前，會有外科醫師來進行術前評估及植管手術的說明，也會有麻醉科醫師來做手術前的麻醉評估及衛教，這幾乎是醫院都會進行的標準作業程序。

但事實上，從病人角度來看，雖然醫師、護理人員都有自我介紹及說明他們各自的任務，但是病人看到「好多位穿白袍的人」進進出出，不停說著很難懂的專業用語，然後要在各式各樣的「同意書」上面簽名，聽不懂、也看不懂，緊張地要命，卻得同意醫師的一切作法。

別誤會，我還是相信專業，還是相信醫師。只是在手術前如果能夠有更多的時間及資訊了解整個手術的過程，會讓病人更安心。畢竟手術是救命的方式，但讓人心安卻是功德一件！

植管手術的進行步驟

外科醫師和麻醉科醫師的評估及術前說明，這都是標準作業程序，一定會有醫師來說明，病人如果有任何相關問題都可以請教。

手術前一天，需要禁食禁水，好好洗澡，第一是為了清潔，第二也是接下來好多天傷口不能碰水，無法好好洗澡。

手術進行前，護理人員會請你換上手術服，裡面全裸，方便手術當中的消毒，所以貴重的東西都不能帶在身上，包括手機、皮夾等，物品最好提早轉交護理站或是請家人保管，畢竟病房是開放的空間人來人往，貴重物品容易失竊。

手術當中是用全身麻醉，重點是手術後肚皮上就會多條管子，在麻醉甦醒後，通常都已經回到病房了。

回病房後仍然需要禁食，直到排氣（也就是放屁）為止，有排氣表示腸子開始蠕動，這樣才能開始吃東西。

護理人員會教導傷口換藥的注意事項，以及最重要的開始練習用腹膜透析管來換液了！

手術當然要交給專業的醫師做處置，我們只要負責手術前忍耐不喝水、不吃東西，手術後等放屁（腸胃有蠕動的證據），再開始慢慢吃東西，至於最常見的洗澡問題，的確在手術後有幾天不能碰水，無法盡情地沖澡唱歌

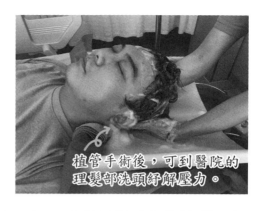

植管手術後，可到醫院的理髮部洗頭紓解壓力。

（是說傷口會痛也飆不了高音就是了），建議用濕毛巾先擦澡，然後大醫院幾乎都有理髮部，就請專人洗頭放鬆一下也是很舒服的！

現在已有比較新的門診手術，用局部麻醉的方式就可以完成腹膜透析管的植入，當天就可以回家，完全不用住院，但不是每家醫院都有醫師會進行門診植管，也不是每位末期腎衰竭的腎友都適合此種門診手術，還是要請負責的腎臟科醫師來評估。

｜傳統手術植管與門診手術植管的差異｜

	傳統手術植管	門診手術植管
麻醉方式	全身麻醉	局部麻醉
手術時間	約 1～3 小時	1 小時以內
恢復時間	住院 1～3 天觀察	觀察 1 小時即可回家
優點	可以依病情多觀察幾天，同時學會腹膜透析無菌操作	腎友的時間可以靈活安排，隔天就可以上班
缺點	全身麻醉有其風險	如果植管失敗仍然要採取傳統腹膜手術植管

既然手術的過程病人能參與的決策不多，至少可以決定讓術後的頭髮洗乾淨一點、髮型弄帥一點，神清氣爽地迎接接下來的洗腎人生吧！

➜ 腹膜透析的消毒清潔

選擇腹膜透析，就是俗稱「洗肚子」的洗腎方式，要有一定的生活自理能力，也就是說，要能自行操作一些清潔消毒，以及幫自己換液的能力。

清潔	戴上口罩，確實壓好口鼻封條，然後乖乖洗手，用清水及洗手乳或是清潔液，按照「內、外、夾、弓、大、立、腕」的洗手方式，把手好好洗乾淨。
消毒	用 75% 的酒精把自己周邊環境都噴灑過，包括要換液的桌面。
連結透析液	將身上透析管的小白帽取下之後，用最快的速度接上透析液的管路。
引流	空袋管路的接口打開，將體內的透析液流出。建議這個時間點可以加上我幫腹膜透析腎友設計的專屬運動（請參考第 142 頁），協助透析液流出。
注入	等體內的透析液都流乾淨之後，就調整透析液的管路，將透析液注入身體裡面。
分離	透析液都注入腹腔後，就可以關閉管路，一樣用最快的速度將新的小白帽接回肚子上的透析管。

接下來就可以秤剛才流出來的透析液重量，做好記錄，就可以自由活動 4 至 6 小時，再進行下一次的透析。

以上這幾個步驟，動作順利的話，不用半小時就完成了，如果這些步驟，你都可以獨立完成，恭喜你，就算洗腎，只要把體力訓練起來，你還是可以好好地上班工作，或是好好地出去玩，還是可以擁有一個精彩的人生。

我自己 29 歲要洗腎時就是選擇腹膜透析，在洗腎的過程中，我一樣正常地上下班，一樣正常地跟同事出去玩，我甚至還去了香港、上海，背著藥水還是可以出國玩。想想看在每次換液之間，有

4 到 6 個小時的空檔，一般上班族也是都有午休時間，就利用空檔的時間來「吃」這個比較麻煩的藥。

腹膜透析就是一個每次要吃半小時，一天吃 4 次的藥。只是有點麻煩，不至於嚴重影響生活！就算要洗腎，也不能阻止我們活出精彩人生！

聽說腹膜透析還有用機器洗的？適合我嗎？

洗腹膜的腎友目前有二種方式，一個是俗稱手洗的 CAPD（Continuous Ambulatory Peritoneal Dialysis，連續可析帶式腹膜透析），一個是俗稱機器洗的 APD（Automated Peritoneal Dialysis，全自動腹膜透析），常常有腎友問到哪個效果比較好？

首先手洗的方式是一定要學會的，這是洗腹膜的基本要求，因為機器洗還是需要跟手洗一樣的無菌操作，所以洗腎室的護理師一定會先教手洗的方式。如果適合機器洗的腎友，護理師就會再教導操作機器的方式。

機器洗的用意是讓腹膜換液的時間通通移到晚上在家休息及睡覺的時間，所以白天的時間相對更自由，機器洗的腎友，白天跟一般人一樣的作息，可以正常上下班，也可以利用周休或是休假的白天出去玩，晚上回家再接上機器就可以。

但是大家更關心的通常是洗腎的效果，究竟手洗還是機器洗比較好呢？這可以分成三個部分來說明：

腹膜功能測試的結果

如果是中高或高通透性腹膜，脫水快、洗毒素快、倒吸水分也快，若可以短時間（2～3 小時）就換水一次，就適合用機器洗，

因為機器通常是 8 小時可以換 3 ～ 4 次，每一次的留置時間短可以快速將體內的毒素排除；如果是低通透性腹膜，脫水慢、洗毒素慢、也不容易倒吸水分，適合手洗，每包留置時間長（4 ～ 6 小時），脫水及清除毒素的效果才會比較好。

腹膜功能測試每家醫院不同，通常是每半年會檢查一次。（腹膜功能測試，請詳閱第 126 頁）

因重力影響的引流效果

通常腹膜透析管放置的位置在骨盆腔膀胱旁邊，所以坐姿或是站姿，重力會將透析液向下帶到骨盆腔，也就容易引流乾淨，所以手洗通常是坐著或是可以站著運動一下，腹腔內的透析液比較容易引流乾淨；反之，機器洗的時候通常是夜間休息的時間，所以大多是平躺，此時重力將透析液帶到身體的後方，比較不容易引流乾淨，腎友用機器洗的，可能需要日間再手洗一包來將透析液引流乾淨。

腹膜炎的風險

腹膜炎的風險通常發生在無菌操作不完全，以及在換液的時候會有感染的風險（小白帽開關之間風險最大），也就是換液的次數越多風險越大，手洗的通常一天需要換 3 ～ 5 次，而機器洗只有夜晚接上跟白天分離，這 2 次有感染的風險，有些機器洗的腎友白天會再手洗一次，最多就是 3 次的暴露感染風險。

這樣看起來好像手洗的感染風險高，可是機器洗的腎友如果夜間睡著，沒注意讓管路脫落也是有可能造成腹膜炎的風險，所以我個人覺得腹膜炎的風險是差不多的，但是腎友也不用過度緊張，只要做好無菌操作，正確照著 SOP 換液，腹膜炎的風險其實還好。

｜腹膜透析手洗與機器洗的差異｜

	日間自由度	學習困難度	腹膜炎風險	適合族群	缺點
手洗	一般	無菌操作、換液流程	相同*	中低、低通透性腹膜	日間需找合適地點換液
機器洗	較高	無菌操作、換液流程、機器操作	相同*	中高、高通透性腹膜	淺眠者會被警示音吵醒、家中的活動受限於機器範圍

＊腹膜炎的風險因人而異，差別很大，請仔細跟醫師、洗腎室護理師討論。

　　這樣看起來，好像用機器洗對生活的影響更小，利用夜間透析，白天可以更有行動力，但是機器洗也不是完全沒有缺點，最常被腎友提及的就是夜間的聲音，通常第一次引流時，透析液流到廢液桶時會有水花的聲音，過程中要是引流不順，機器也會發出警示音，如果是本來就淺眠的人可能會被吵醒，導致睡眠品質更差，或是影響同住家人，這些也是需要考慮的。

　　再來就是機器洗雖然白天很自由，但是回家接上機器之後，生活範圍就會限制在機器周邊了，我一開始洗機器時，覺得自己像條牛被栓在柱子上，只有管子長度的活動範圍，大概就是 2 公尺為半徑的圓形區域吧！

　　我後來利用延長線來增加活動範圍，讓我自己可以在房間內移動到浴室，以及移動到書桌，不會完全被困在機器旁。

　　像我自己就是用夜間機器洗的方式，在家機器、器材的配置（詳見第 120 頁），我準備了有輪子的收納架，這樣加上延長線就可以有更廣的生活範圍，我買的架子尺寸如下：35×60×180 公分，如果有

119

需要的腎友可以參考，主要的優點是我將廢水引流桶也放在收納層架上，桶子可以跟著整個機器移動，活動範圍比較不受限。全自動腹膜透析機的尺寸是：36×46×15.5 公分，我的擺放方式剛好前後差一點點，還放得進去。

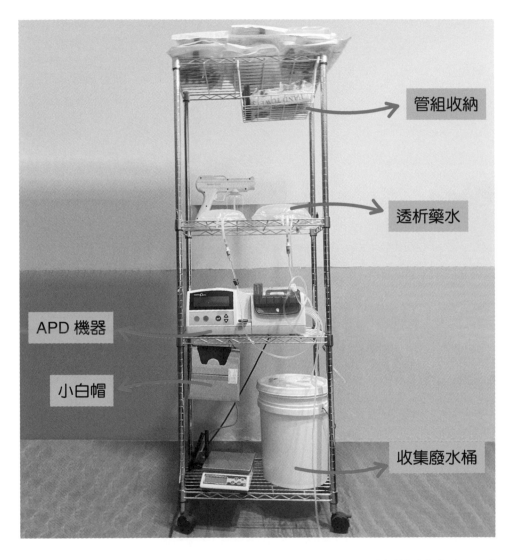

管組收納

透析藥水

APD 機器

小白帽

收集廢水桶

　　到底自己適合手洗或是機器洗？重要的還是醫師的判讀，可以跟腎臟科醫師或是洗腎室的護理師好好討論，找出最適合自己的腹膜透析方式。

→ 腹膜透析液的選擇

店員問：「今天飲料要做什麼甜度及冰塊？」

胖胖的小姐回答：「你看我有多甜？」

「無糖！」店員回答，然後睜大眼，然後被揍。

「你累了嗎？」

這雖然是廣告「笑」果，但是你知道嗎？腹膜透析液也有「口味」的差別哦！

腹膜透析液介紹

西元 1960 年美國百特公司（Baxter）生產出第一個腹膜透析液，迄今內容物其實變化不大，腹膜透析液裡面主要包括調整滲透壓物質、緩衝液物質及電解質物質。市面上目前的包裝規格有 2 公升、2.5 公升、5 公升等不同容量的透析液。

調整滲透壓物質

移除體內廢物及水分是透析液的基本要求，也就是我們一直提到的腎臟替代功能，目前是加入葡萄糖來調高滲透壓成為高張溶液，利用滲透壓差來移除水分及體內廢物。

使用葡萄糖來調整滲透壓主要是因為：

便宜、容易生產

目前最容易取得的調整滲透壓的成分有葡萄糖跟食鹽（氯化鈉），但是腎臟病患者不能使用太多的氯化鈉（其實一般人也不建議吃太鹹啦），所以在透析液當中就會選擇葡萄糖溶液為基底，目前常見的濃度有 1.5％、2.5％、4.25％。

代謝產物最好為無毒性的,以葡萄糖為基底的透析液,在身體當中容易代謝。肌肉細胞、腦細胞等等在活動都需要用到葡萄糖當燃料,所以容易代謝掉,其中要注意的是糖尿病患者,<u>糖尿病患者對於血糖的調控並不完整,所以選用葡萄糖基底的透析液時,要跟醫師密切注意血糖</u>。我個人建議最好的方式,還是將運動放進每日固定的功課中,將多餘的葡萄糖代謝掉。或是選用「葡葡糖聚合物」為基底的透析液,通常濃度標示為 7.5%,但也是有缺點,就是會干擾血糖值的檢測,請務必小心。

對於<u>營養不良或是反覆腹膜炎的患者來說,可以選擇胺基酸為基底的透析液</u>,可以適度地補充胺基酸。

緩衝液物質

最常使用的緩衝液是乳酸,較安全。其他醋酸和碳酸因副作用的關係較少使用,不管是用乳酸還是其他酸,本質上就是酸性的,有研究指出,長期將酸性溶液存放在腹膜透析的塑膠包裝袋,還是有所影響,因此市面上還有一家公司有做中性溶液,在注入身體的前一刻才將透析液的緩衝液中和,所以在袋中保存時,為相對中性的溶液,也許可就這部分跟醫師討論看看。

電解質物質

現在腹膜透析液裡會添加的電解質有:鈉、鈣、鎂、氯等。

腹膜透析液中鈉的濃度為 130 ～ 137 mmol/L,透析液中的鈉濃度會比體內濃度稍微低一點,這是為了避免在移除水分時造成高血鈉。

鈣

腹膜透析的患者，因為無法藉由腹膜完全排除過多的磷離子，所以在飲食控制上，通常都會建議服用鈣片來跟磷離子結合，減少磷離子被身體吸收，但是鈣太多也會造成高血鈣，此時要選用低鈣的腹膜透析液；但有些人的鈣片吃得不夠，或是使用了非鈣離子的降磷劑，所以反而變成低血鈣，此時就要用高鈣的腹膜透析液。

鎂

鎂跟鈣一樣，都是身體所需要的礦物質，不論太高或是太低都不好。本來調整鈣、鎂這些礦物質是腎臟重要的工作，但腹膜透析是腎臟的替代工人，腹膜透析對於調整鎂離子的能力就沒有腎臟這麼好，所以才要透過透析液進行微調，透析液中鎂的濃度為 0.5 ～ 1.5 mEq/L，多數試驗顯示 1.5 mEq/L 的濃度容易造成高血鎂，所以現在較常使用的濃度為 0.5 mEq/L。

氯離子

氯離子是陰離子，伴隨著陽離子（鈉、鈣、鎂）存在透析液中，也就是氯化鈉、氯化鎂，所以透析液當中一定會有氯離子，另外一個常見的是氯化鉀，但是通常透析液中不會加入鉀離子，大部分腹膜透析病人血鉀都能維持正常值，但仍有少部分的病人會發生低血鉀的情況，這時可視需要在透析液中加入鉀離子，然而最推薦的方式還是用好好吃蔬菜水果來補充鉀就好。

　　腹膜透析液基底的選擇各有其優缺點，我常常跟洗腎室的護理師開玩笑說：「今天能不能換口味來用？」雖然我有仔細下功夫研究，但是真正在選擇時，還是需要跟醫師好好討論，醫師一定會用最專業的方式來幫助病人。我們了解這些醫療資訊的目的，是幫助我們跟醫師討論時，能夠有更清楚的概念。

➔ 腹膜透析會越洗越暈嗎？

「我跟你說，這二格要記錄每天的血壓、體重，要記得扣掉水重哦！如果你灌入 1500 毫升，就要減掉 1.5 公斤，每天都要固定時間量血壓跟體重，這很重要！」

透析室護理師仔細地說明，在腹膜透析記錄本上每天都要記錄血壓跟體重。一定有人會納悶，為什麼要每天記錄血壓體重，其實這個對腹膜透析患者非常重要。腹膜透析的主要功能之一，就是將體內的水分排出，最容易觀察的指標，就是血壓跟體重的變化。

為什麼血壓、體重跟體內水分有關係？

其實你可以把人體想像成是一個大顆的水球，當水分一直進入卻沒有排出，水球形狀就會越來越大，會越來越重，而且這個水球看起來就是壓力很大快要爆開的狀態。

所以可以想像腹膜透析患者，透過腹膜將水分排除的過程，如果不順利，身體裡面的水分就會越來越多，這顆大水球就會越來越大，因此體重就會上升，血壓也就跟著上升了。

因此每天記錄體重跟血壓的變化，就可以讓腎臟科醫師以及腹膜透析室的護理師了解身體脫水的情況。

在台灣目前最常使用的有兩種濃度的透析液，1.5 ％以及 2.5 ％，通常高濃度的透析液比較容易把水分移除，所以當脫水情況不佳，血壓跟體重都上升的情況，就要用到高濃度的透析液，而平常如果脫水情況都很好，使用 1.5 ％的透析液就可以了。

在下表列出血壓及體重的變化，及其相對可能的問題及處理方式，但是最重要的還是身體的表現，很多時候需要直接詢問腹膜透

析室的護理師，或是腎臟科醫師，不是單純只有看血壓及體重來決定治療方式，有任何的疑問一定要諮詢專業人員。

| 血壓及體重的變化 |

檢查情況	症狀	可能原因	處理方式
血壓上升 體重上升	◆ 腳部水腫 ◆ 呼吸會喘 ◆ 頭痛	身體水分過多 （脫水不夠）	◆ 使用高濃度透析液增加脫水量 ◆ 減少水分攝取 ◆ 減少鹽分攝取
血壓上升 體重不變	◆ 腳部水腫 ◆ 呼吸會喘 ◆ 頭痛	忘記吃降血壓藥物	◆ 使用高濃度透析液增加脫水量 ◆ 減少水分攝取 ◆ 減少鹽分攝取 ◆ 服用降血壓藥物
血壓上升 體重下降	◆ 頭痛 ◆ 胸悶 ◆ 噁心	有可能是心臟的問題	◆ 盡速回診，詢問透析室護理師及醫師
血壓不變 體重不變			◆ 維持住！
血壓下降 體重上升	◆ 頭暈	可能胖了	◆ 使用低濃度透析液
血壓下降 體重不變	◆ 頭暈 ◆ 手腳無力	降血壓藥物需要調整	◆ 使用低濃度透析液 ◆ 暫停使用降血壓藥物，盡速回診請醫師調整
血壓下降 體重下降	◆ 心跳加速 ◆ 頭暈 ◆ 耳鳴 ◆ 抽筋 ◆ 小便量變少	身體水分太少 （過度脫水）	◆ 使用低濃度透析液 ◆ 補充水分 ◆ 頭暈可平躺休息 ◆ 若無改善連絡透析室護理師或醫師

→ 什麼是腹膜功能測試？

腹膜透析病人在開始透析治療後，大約一個月及之後每半年，會安排腹膜平衡試驗（Peritoneal equilibration test, PET）、檢測尿素氮清除率（Kt/V）及肌酸酐廓清率（WCCr），藉以作為評估透析量的標準，幫助醫師判斷病人適當的透析方式及處方，達到最完整的治療。

測試方式是檢查的前一天，收集 24 小時透析液及全日尿液，收集方式如下：

24 小時透析液	24 小時尿液
請於收集日早上開始收集全日引流液，引流出來後，先均勻搖晃數次，再抽取引流液總量的百分之一（如果引流液總量為 1600CC 則抽取 16CC）。	請將當日早上第一泡尿液丟棄，並記錄時間，之後 24 小時的尿液全部收集於同一容器內（隔天早上第一次也要收集），均勻搖晃混合後，再抽 5CC 於試管內。
↓	↓
將全日每袋引流量記錄於透析日誌記錄本	將全日尿量記錄於透析日誌記錄本

預約檢查當日需要用 2.5％的透析液檢查，所以請跟護理師先預約好，看是要到腹膜透析室再換液，還是在家中換好再去醫院檢查。

根據腹膜平衡試驗（PET）的結果（4 小時透析液與血液肌酸酐的比值），可以將腹膜功能的特性分為高運送者（H）、高平均運送者（HA）、低平均運送者（LA）和低運送者（L）等類型。有了這個結果，可以讓醫師進一步設定醫療處方。

腹膜平衡測試圖（第 128 頁）的左邊：下方橫軸是時間，垂直軸是透析液跟血清中的肌酐酸比例，可以簡單理解成肌酐酸在透析

液裡的濃度變化，隨著時間，肌酐酸在透析液的濃度就越高，也就是隨著時間，毒素（肌酐酸）被洗到透析液裡面了，這就是透析液排毒的作用，因為每個人的腹膜功能不同，所以毒素洗到透析液裡面的速度不同。

腹膜平衡試驗（PET）的結果

高運送者 （High Transporters） **高平均運送者** （High Average Transporters）	因為有效腹膜表面積大或腹膜內在通透性高，所以透析液中的葡萄糖容易被吸收，迅速進入血液中，濃度梯度因此失去，所以不好脫水。另外，因為有效腹膜表面積大或通透性高，所以體內的肌酐酸可以快速跟透析液達到平衡，清除率好，但同時蛋白質也會流失較多，造成血清中的白蛋白較低。
低運送者 （Low Transporters） **低平均運送者** （Low Average Transporters）	因為有效膜表面積小或腹膜內在通透性低，所以透析液中葡萄糖吸收比較慢，濃度可以維持，因此容易脫水，但是體內的肌酐酸清除率不好。

腹膜特性	高運送者、高平均運送者	低運送者、低平均運送者
通透性意義	尿毒分子移除效果佳	水分分子移除效果佳

腹膜平衡測試圖（第 128 頁）的右邊：下方橫軸是時間，垂直軸是葡萄糖在透析液中的濃度比率，隨著時間，葡萄糖濃度在透析液當中越來越少，也就是被身體吸收了，葡萄糖主要的作用是產生濃度差，可以把水從身體裡面脫出來，這也就是透析液脫水的作用。

可以看到在圖中深藍色區塊是肌肝酸（毒素）「比較快」上升，而葡萄糖濃度「比較快」下降，也就是俗稱的高（H）腹膜功能者，透析的策略選擇應該是停留時間不要太長，一天多次換液，給足換液的總量，可以有效地移除毒素及水分。

反過來說，在圖中淺藍色區塊是毒素透析「比較慢」上升，而葡萄糖溶液「比較慢」下降，這是俗稱的低（L）腹膜功能者，<u>透析選擇的策略是停留時間稍久一點，給足留置時間，才能夠有效地移除毒素及水分。</u>

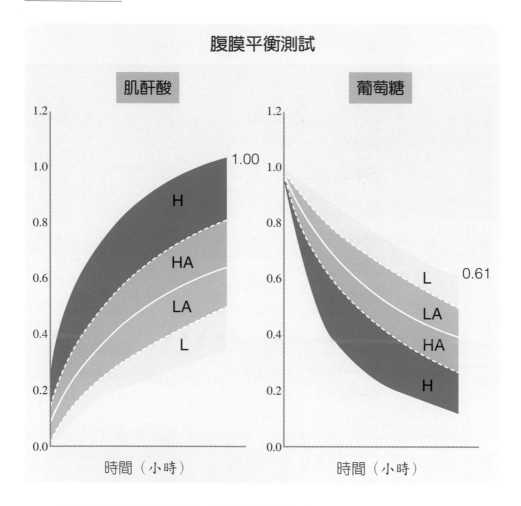

以上這些是用實驗室數據來推算的結果，最終一天要換液的量及次數，還是要靠醫師、護理師的綜合判斷，每個人的工作型態、殘餘腎功能、消毒清潔能力都不一樣，所以沒辦法把某病人的情況套用在另一個病人，今天有這些知識，讓我們可以跟醫師、護理師多聊聊，但最終結果還是要遵從醫囑才能讓自己洗得乾淨又舒適。

腹膜透析患者的運動保健

這個訓練項目保證沒人教過，洗腎室的護理師也不知道！腹膜透析前的準備事項，要包括「核心肌群的訓練」。

→ 為什麼要練習核心肌群呢？

腹膜在核心肌群之內，有強壯的核心肌群，才能將腹膜的微血管撐好，想像玻璃瓶裡面有帆船的小禮品，玻璃瓶就像是核心肌群，帆船就像是腹膜，如果這個玻璃瓶軟軟的，裡面的帆船能撐得好嗎？

我們沒有辦法直接訓練腹膜，腹膜上面主要是微血管跟結締組織，沒辦法靠腦子下指令叫血管收縮或放鬆，可是我們能訓練核心肌群，讓張力來支撐腹膜。

→ 什麼時候要開始練習呢？

既然知道核心肌群很重要，那什麼時候要開始練習呢？答案是手術「前」就要訓練了！手術後，有條腹膜透析管穿過肚子，也就是肚皮上會有一個洞，從麻醉清醒之後，每一個想動的念頭都會拉扯到腹肌，也就是痛！包括想翻身→痛、想動動腳→痛、想舉手→痛、連想尿尿都是 OOXX →痛呀！

熬過前面臥床期，開始坐起來→痛！從坐到站起來→痛！每走一步路，因為踩地的反作用力，每一步都會震到，都會痛呀！連坐車時都會想大喊「給我路平專案！」嗚嗚嗚，我的核心在那兒呀？

以下介紹二個在病床上就可以練的核心訓練：

捲腹 ⸺▶ 啟動核心肌群訓練，利用腹橫肌的力氣，將骨盆向上捲，可減少
腹膜植管後的疼痛感。

【建議練習次數】一天從 20 下開始，進步到可以連續做 50 下，如果可以做到
100 下更好。

【動作】
平躺的時候把膝蓋彎起來，然後配合吐氣的動作將腰椎向後貼平於床面，
把骨盆由下而上的捲起來。

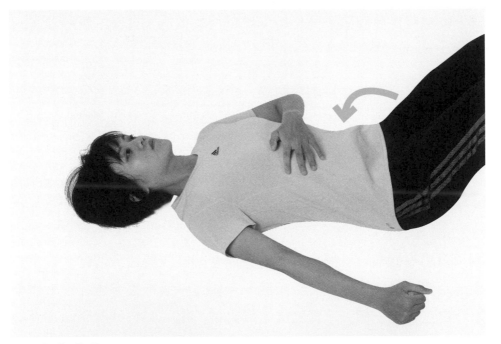

【物理治療師 分享護腎運動 TIPS】
捲腹可以說是核心肌群的啟動訓練，利用腹橫肌的力氣將骨盆向上捲，當核
心肌群被啟動之後，肚子更有力氣，可以減少腹膜植管後的疼痛感。

開關肋骨 ┈┈→ 核心肌群的啟動訓練之一，當核心有力之後，手術後的疼痛感可以下降，而且更快恢復自由行動。

【建議練習次數】一樣從 20 下、50 下、漸漸達到一天 100 下的程度。

【動作】
平躺時將雙手放在肋骨下緣，配合吸氣打開肋骨，吐氣關閉肋骨，利用的是橫膈膜的力氣，會感覺到兩側的肋骨開開關關。

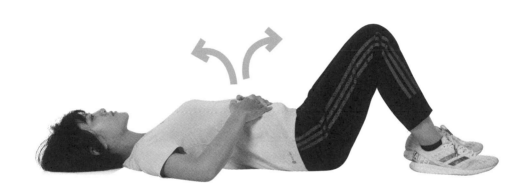

　　最好可以在手術前兩天就讓病人學會這些動作。有人會說「練兩天就會有腹肌嗎？」不會，可是在不痛的時候練習，就會有個印象，真正痛的時候，可就無法學習了。

　　約莫 20 年前，我還在榮總實習時，那時的開心手術（要把胸骨鋸開那種開心），物理治療師就會在術前進到病房，「先」教病人呼吸訓練，這樣病人手術出來後，在加護病房就可以自行開始練習，幫助病人快點回復生活品質！

　　如果腎臟科醫師或是洗腎室的護理師有看見這篇文章，希望可以將核心訓練放到腹膜透析術前衛教的一部分。你的病人會感謝你的！

→ 手術後多久可以做運動？

答案是「當天！」手術後回到病房就可以運動了！

「什麼？手術會很痛吧？還能運動嗎？」

「是的，手術後馬上就可以運動！」

就跟前述強調的一樣，一般人把「運動」跟「治療型運動」搞混了，人們口中的運動像是籃球、足球、躲避球等，的確沒辦法在手術後立即開始，需要休息一陣子等傷口癒合（至於哪些運動適合腹膜透析患者，下一章會說明），但是從麻醉醒來就可以立即做「治療型運動」，除了可以幫助傷口恢復得快一點之外，還同時可以幫助病人早點儲備體力。

首先一定要建立一個正確觀念，現代的手術不會建議「完全臥床休息」。除了手術的部位之外，在不拉扯到傷口的情況下，通常都希望能盡快、盡量、盡可能地動，就算是骨折等需要固定一陣子的手術類型，物理治療師還是會鼓勵早點動一動，例如大腿斷了練小腿、小腿斷了練腳踝，一定可以找到不受影響的地方先開始練習的！

像前面提到的捲腹跟開關肋骨的運動，在手術後都非常適合立即執行，腹膜透析植管的手術，嚴格來說不是大型手術，恢復的速度很快，現在甚至在門診手術就可以完成，所以在手術後（不管是門診手術或是需要住院的手術）都可以立即做運動。

→ 運動的類型怎麼選擇？

腹膜透析患者的運動以心肺耐力訓練最重要，再來是肌力運動，最後才是牽拉訓練。

「老師，我已經洗腎了，還可以做運動嗎？」
病患在物理治療室詢問。

「當然可以，而且還是非常需要做運動的！」
物理治療師肯定地回答！

運動的好處很多，對每個人都有幫助，而腹膜透析的病患更是需要運動，為什麼呢？因為腹膜透析使用的透析液本身就是葡萄糖溶液，利用葡萄糖溶液產生的濃度差，將體內的廢物及水分移除，可是同一時間，葡萄糖就會進到血液裡面，我們都不鼓勵病患喝含糖飲料，可是透析液本身就是「含糖的」。

使用葡萄糖溶液是不得已的選擇，透析液會造成血糖的波動則是不爭的事實，所以這時候運動就更為重要了。

騎腳踏車

心肺耐力訓練可以有效地消耗血液中的葡萄糖，減少血中葡萄糖在體內堆積，可預防高血糖所引起的併發症，像是末梢循環不良、視力受限、感覺神經異常等問題，都可以透過心肺耐力訓練來預防。

心肺耐力訓練也可以有效地強化我們心臟的力量，每次進行時間大約 30 分鐘到 1 小時，至少也要維持 20 分鐘才有成效。

要能有效訓練到心臟，心跳必須加速。通常有效的運動心跳數是用 220 減去年齡，再乘上 0.6 至 0.8，當作我們的每分鐘的目標心跳數，所以以 40 歲的腹膜透析患者為例，心肺訓練的目標心跳應該在每分鐘 108 下至 144 下之間。

如果沒有精準的儀器來幫忙測量心跳，也可以用「運動自覺強度」來計算（請參考第 53 頁），就是「開始覺得呼吸要用力、可以說話但是會斷句」的程度，這樣子的運動強度，就大概達到心肺訓練的程度。

通常最簡單的運動就是騎腳踏車，不管是戶外或是室內都可以，可以調整重量跟速度來達到心肺訓練的效果。如果天氣許可，我會建議到戶外騎腳踏車，除了有助心肺訓練外，也可以同時放鬆身心靈，看看戶外的藍天白雲、青山綠水，可以幫助調適身心的健康。

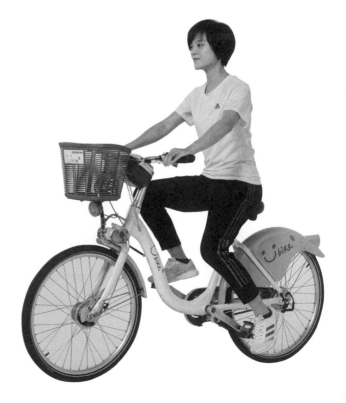

舉啞鈴 ⋯⋯➡ 提高二頭肌的肌力，對於生活中拿重物或是搬東西都很重要。

【建議練習次數】一天從 20 下開始，慢慢進步到 50 下。

【動作】
手掌向上的方向將啞鈴拿在手上，慢慢地彎曲手肘。

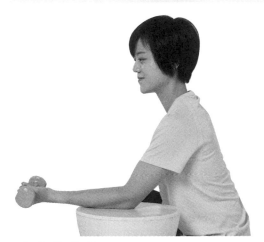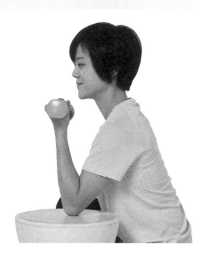

【物理治療師 分享護腎運動 TIPS】
腹膜透析液會造成血糖的上升，訓練肌肉可以將血糖「用掉」，就相對比較不會產生高血糖的併發症。

半蹲 ┄┄➡ 增加下肢的肌力,訓練到股四頭肌、臀大肌、臀中肌,維持走路的左右平衡感

【建議練習次數】到了最低的地方停留 5 秒鐘再回正,重複 20 下當作一回合。

【動作】
雙手平舉,慢慢向下蹲。向下蹲可以依自己的能力決定要蹲多深。

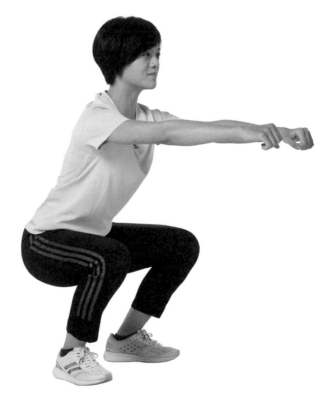

【物理治療師 分享護腎運動 TIPS】

● 這個運動可以增加下肢的肌力,訓練到股四頭肌、臀大肌,而且因為比較向外打開,也會同時訓練到臀中肌,臀中肌對於走路時候的左右平衡非常重要。

● 腹膜透析患者在做半蹲的時候,千萬不要像蹲馬步那樣子,在向下蹲的過程中,髖關節要打開,膝蓋跟腳尖也是向外,這樣子往下蹲的過程比較不會擠壓到腹腔。

低登階 ⃗➡ 訓練腿部的肌耐力,降低登階障礙。

【建議練習次數】右腳先上,右腳先下,重複 20 次之後,再換成左腳先上, 左腳先下,也是 20 次。

【動作】

在訓練的時候,先將右腳放上台階,然後利用右腳的力氣將身體帶上去,記得平衡是最重要的千萬不要跌倒,接下來再將右腳下台階,再把左腳放下來,這樣就是一次。

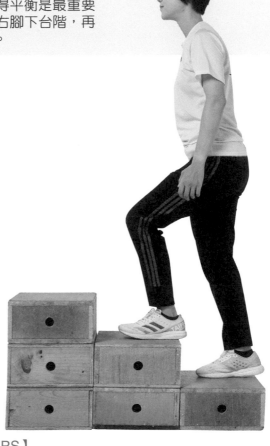

【物理治療師 分享護腎運動 TIPS】

• 登階訓練是一個非常功能性的訓練,我們在外面走路,一定會遇到台階,如果腳的力氣不夠,一階台階就沒有辦法過去了,生活就會有障礙,所以登階訓練是一個非常好的訓練。

• 腹膜透析患者在利用登階當運動的時候,要注意台階不要太高,太高的台階腳放上去的時候,有可能擠壓到腹腔,造成腹內壓升高,所以要選擇比較低的台階來訓練。

137

啞鈴直臂下拉 ⋯⋯➡ 訓練到手臂的肌肉、三頭肌，增加上肢的肌力。

【建議練習次數】建議可以從一天三回合開始，慢慢進步到一天 5 回合。

【動作】
在躺姿下，雙手將啞鈴舉到頭的上方，然後越過頭部將啞鈴拉到胸口，注意不要拿太重的啞鈴，避免砸到頭，重複 10 次當成一回合。

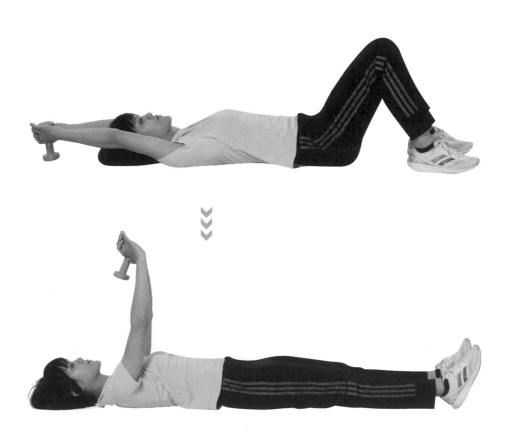

【物理治療師 分享護腎運動 TIPS】
這個動作可以練到手臂的肌肉，因為是躺姿的關係，比較不會駝背，這個運動對於肱三頭肌訓練很有幫助，可以增加上肢的肌力，特別是拿碗手會抖的腎友，這可以減少碗掉下來的機率。

牽拉訓練 ⋯→ 牽拉訓練可以幫助柔軟肌肉，讓關節更有彈性，增加背的延展性。

【建議練習次數】來回一次算一下，一次做 10 下，確保每個動作都有做到最大值。10 下算一回合，可以中間休息一下，連續三個回合，早上及晚上各一次。上班族坐辦公室的腎友，也可以利用午休時來訓練這個動作。

【動作】
坐在椅子上雙手扶著膝蓋，吸氣的時候將頭慢慢彎下，一路彎曲到胸椎的位置，感覺肩胛骨中間有一點點緊繃，吐氣的時候將胸椎、頸椎一路延伸向後，連頭也向上看，吐到底，胸椎跟脖子也頂到最高。

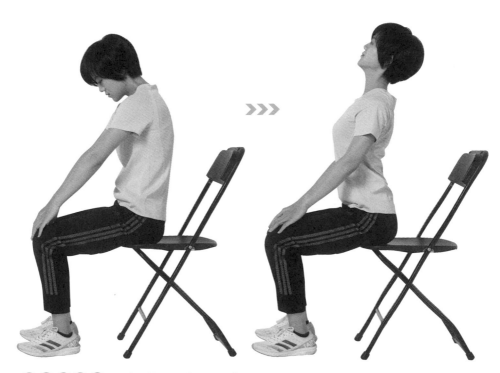

【**物理治療師** 分享護腎運動 TIPS】
最後若能再增加一點牽拉訓練，可以幫助柔軟肌肉，讓關節更有彈性，特別是腹膜透析的患者，肚子裡有透析液，此時如果可以增加背的延展性，腎友比較不會有駝背的情形。

➜ 運動的時間怎麼選擇？

原則上沒有時間的限制，不過我個人建議以透析的時間同時運動最划算。

「老師，我沒有時間運動。除了上班工作、家裡的家事打掃，還要花時間來換水，其實真的沒有時間可以做運動怎麼辦？」

「你仔細想一想，今天你如果不是洗腎患者，你有時間做運動嗎？」

其實「有沒有時間做運動？」這個問題是個假議題，真正決定你去不去運動的意願，其實是在「習慣」養成，習慣去運動的人，就是會找出時間去運動，你看那些會打籃球的同學，風雨無阻也會找到時間跟一群人去運動。

洗腎患者的確必須花很多時間在「洗腎」這件事情，也正因為如此，我個人建議在「透析中運動」。

「什麼！一邊洗腎一邊運動嗎？」

「沒錯，正是一邊洗腎一邊運動。」

腹膜透析的患者，每天需要換水 3 至 4 次，每次大約 30 分鐘，如果可以運用這個換水的時間，把運動的習慣加進來，你就會比一般人有更多的時間運動，而且在換水的過程中，其實大多數的時間是在等待，與其滑手機，倒不如站起來稍微動一下。

你會發現，真的有動一動，會比整天躺在床上更有體力。疲勞的時候真的需要休息，但是在洗腎一陣子，穩定之後，其實每天 3 至 4 次的換水，就跟吃三餐一樣，每天都需要，而且你是一定會空出時間來洗腎的。

　　養成習慣最重要的就是定時定量，每天固定一個時間都做同一件事，一陣子之後就會「習慣」！

　　針對腹膜透析患者，我們會建議在透析過程中順便運動，更精準來說，是在「引流」的過程中做運動，引流的過程中，腹腔的壓力是逐漸下降，所以相對做運動比較安全。

　　腹腔的肌肉收縮、核心肌群用力，可以讓在肚子裡面舊的透析液引流得更乾淨。下一個章節再詳述適合的運動。

　　「那除了透析的時間之外，還有其他建議的時間嗎？」

　　「在身體情況允許下，其實腹膜透析患者幾乎沒有限制，只要有個觀念，運動的時間是自己找的，能夠工作、能夠生活，就能夠找時間來運動。」

　　我們的時間已經沒有比別人多，更不能浪費時間！

→ 搖呼拉圈、拉伸彈力帶訓練上臂肌力，有助引流更乾淨

搖呼拉圈 ⇢ 腹膜透析患者可在換液過程中做此動作，可讓腹腔的肌肉收縮，達到排除廢棄液的效果。

【建議練習次數】每次換液時都可以來搖個 3 分鐘，特別是引流到快結束的時候，如果動作比較靈活的腎友，可以加快速度哦！

【動作】

這裡所講的搖呼拉圈，是指動作像搖呼拉圈，不可以真的把呼拉圈壓到肚子上，像這樣旋轉的動作，一方面可以訓練到核心肌肉，最重要是可以把透析液排除得更乾淨。

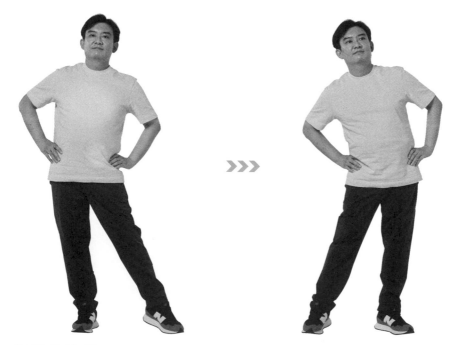

【物理治療師 分享護腎運動 TIPS】

腹膜透析患者如果在每次換液的過程中，都可以把肚子裡舊的透析液徹底流乾淨，就可以徹底地幫助身體清除廢物，所以一邊引流透析液，一邊做搖呼拉圈的動作，可以讓腹腔的肌肉收縮，達到排除廢棄液的效果。

拉伸彈力帶 ⇒ 利用引流時,同時訓練上臂肌力,增加透析液引流更乾淨,矯正姿勢減少痠痛

【建議練習次數】每次換液時可以運動 1 到 3 分鐘,配合搖呼拉圈的時間交替運動。

【動作】
雙手抓住彈力帶,雙腳踩住彈力帶,然後將雙手拉著彈力帶向上延展。

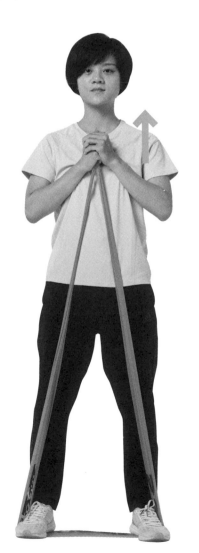

【物理治療師 分享護腎運動 TIPS】

第二個運動是拉伸彈力帶,引流的時候可以使透析液流得更乾淨,也可以刺激核心肌群的收縮,同時訓練上臂的肌力,上臂有力氣時,生活中拿取東西的時候會更有力,同時這個動作也可以預防駝背的發生,矯正姿勢減少痠痛。

腹膜透析患者的食衣住行與工作

→ 腹膜透析患者的飲食注意事項

腹膜透析患者依舊限制含磷飲食

營養師教導的飲食控制仍然需要遵守。當食物中的磷進到血液中就變成血磷，一般人的腎臟可以有效排除多餘的磷，而腹膜透析患者無法利用腹膜有效地將磷離子排除，而堆積在血中，造成高血磷症，血中磷酸根增加，會造成鈣離子下降，加上失去腎臟活化維生素 D，造成鈣的吸收發生問題。

長期鈣磷不平衡的狀況下，會導致皮膚發癢、嚴重的骨骼病變及組織有鈣化的風險。

正常來說，血清磷應是 2.5 ～ 5 毫克／ 100 毫升，而高血磷病人的數值，則是大於 5.5 毫克／ 100 毫升，日常生活中應限制攝取高磷飲食，並配合使用降磷藥（磷結合劑），從腸胃道就開始降低磷的吸收，才能控制血磷。

目前常見的磷結合劑總共 4 類，傳統是用另一種金屬跟磷結合（像是鋁、鈣），但是後來發現長期使用後，鋁可能有腦病變的風險，鈣可能有血管鈣化的風險，後來還有樹脂型的磷結合劑，不含鈣、鋁，比較沒有副作用，但是效果沒有很強，需要吞很多顆，而且是自費的，長期使用也是一種負擔。新一代的結合劑，則是改善了樹脂型的結合劑需要吞很多顆的問題，但是一樣是自費藥物，長期使用對腎友是一種負擔。

| 常見的磷結合劑 |

	常見成分	優點	副作用	備註
含鋁的結合劑	氫氧化鋁、碳酸鋁	作用很強	◆ 長期使用有時會導致腦病變	目前少用
含鈣的結合劑	碳酸鈣、醋酸鈣	作用沒有鋁片的效果好，但相對安全	◆ 有時有高血鈣及便秘的風險 ◆ 醋酸鈣咬碎不好吃	價格不高，目前為常見使用藥物
樹脂式結合劑	sevelamer（磷能解、磷減樂）	效果比鈣片更差	◆ 需吃比較多顆，影響脂溶性維生素吸收	價格較高
新一代結合劑	碳酸鑭（福斯利諾）	效果較好	◆ 噁心、嘔吐	價格較高

避免食品添加物無機磷成分（如洋芋片、汽水、火鍋料等）

　　不論是哪一種的磷結合劑，作用機轉都是在腸胃道當中將磷離子結合，進而「不易吸收」而排出，所以並不是萬靈丹。如果吃太多的磷離子，還是無法只靠磷結合劑來解決問題。

　　飲食中可以分成天然食物的有機磷，以及食物添加物的無機磷，像是堅果、豆類中就含有植物的有機磷，但是植物性相對不容易吸收；而來自雞、豬、魚、牛的動物蛋白有機磷容易吸收，腸道吸收率達 40 ～ 60％；最容易吸收的則是食物添加物的無機磷，腸道吸收率幾乎 100％，很容易就導致高血磷。

　　食品添加物的無機磷，既沒有營養成分，吸收率又過高，可以說是高磷垃圾食物，只要食品標示中含有「磷酸」的，就應該盡量避免食用，像是洋芋片、火鍋料、汽水等。

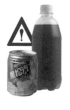

⇥ 肚子上有洞怎麼洗澡？

　　洗澡沐浴是腹膜透析患者最常見的困擾了，肚子上有一條管子，到底該怎麼洗澡？

　　在手術植管後，等傷口癒合穩定了，腹膜透析室的護理師會教導病患洗澡相關的注意事項，也會交代可去買如下圖的人工肛門袋，原本的設計是給人工肛門造口用的，腹膜透析患者也可用來罩住透析管。

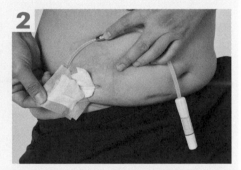

洗澡須知提醒

洗澡前黏貼人工肛門袋方式

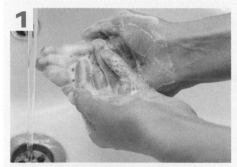

1 使用肥皂清潔雙手。

2 移除透析管周邊的紗布及膠布，盡量不要碰到透析管的出口。

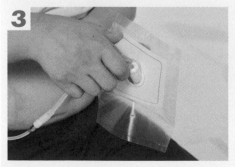

3 把人工肛門袋上面圓形的貼紙先拿下來，不要撕到正方形貼紙，放在身旁準備。先不撕正方形貼紙的目的是避免袋子互黏而糾纏在一起，只要圓形的貼紙撕下就可以把透析導管放進袋子了。

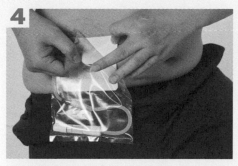 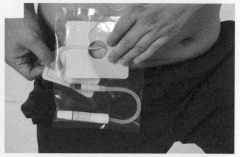

透析管放進袋子後，將帶口貼近肚皮，再將正方形的貼紙撕下來黏到皮膚上。

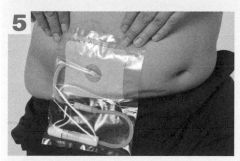

確認黏貼正確密合，水分不會跑進去就可以正常沖澡了。

洗澡後清潔消毒步驟

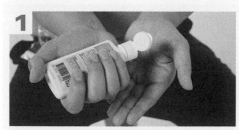

清潔雙手。

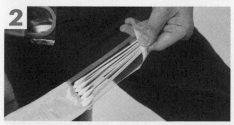 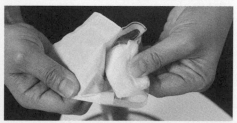

打開紗布及棉棒的袋子，注意盡量不要碰到內面，可以用反摺的方式來減少碰到棉棒及紗布的機會。

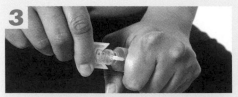

準備生理食鹽水及消毒水。生理食鹽水的目的是清潔皮膚，消毒水可以用克菌寧來做使用。

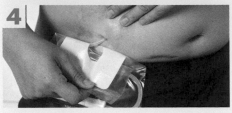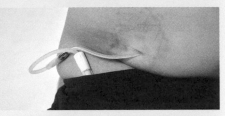

將人工肛門袋取下，把透析管先夾在褲頭避免甩動。

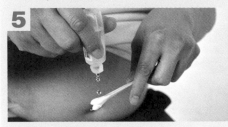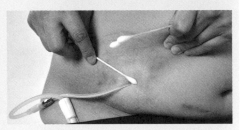

先把頭幾滴的生理食鹽水滴掉，避免污染，再取3支棉棒沾濕生理食鹽水。用棉棒一次一支以導管出口為圓心，一圈一圈向外畫圓清潔，記得不要來回摩擦皮膚。

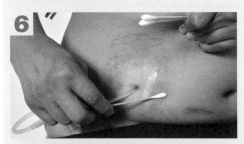

再用三支乾的棉棒，一樣以畫圓的方式清潔導管出口。

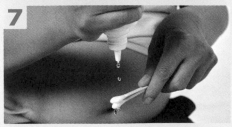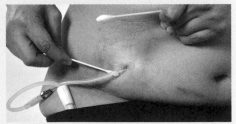

再用消毒水滴溼三支棉棒，同樣用畫圈的方式來消毒導管出口。

148

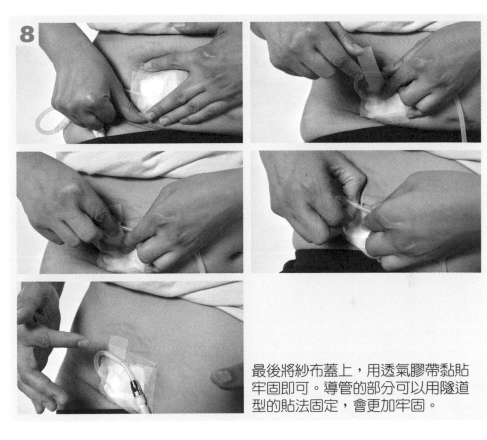

最後將紗布蓋上，用透氣膠帶黏貼
牢固即可。導管的部分可以用隧道
型的貼法固定，會更加牢固。

可正常沖澡，但避免泡澡或海邊戲水

　　其實腹膜透析導管，在傷口穩定之後，每天若確實清潔消毒，
幾乎可以正常沖澡，但還是不建議泡澡，所以也請避免洗溫泉或去
海邊或溪邊玩水。如果不小心碰到水，或是人工肛門袋沒有貼好進
水了，也不用太緊張，趕快按照正常清潔消毒的步驟，先自我護
理，如果不放心再趕快到腹膜透析室找護理師處理就可以了。

→ 何時何地適合腹膜透析患者換藥水？

其實腹膜透析影響工作與生活的時間真的不多，首先要考慮的就是，能不能找到一個合適的環境來換藥水。

選擇相對無菌的換液環境

腹膜透析患者每天需要 3 至 5 次不等的換水時間，早晚的時間在家中，一定可以找到合適的環境，若是白天需外出上班或有活動等，就要觀察一下有無相對無菌的環境，只要門可以關上，暫時空氣不要太流通，空氣清淨機、電風扇、冷氣等，暫時先關閉，如果是中央空調沒辦法關閉，就避開冷氣出口，找好角度，腹膜透析管不會正對著空調出風口就可以了。聽到最多腎友分享，是在車上換水，車上可以準備酒精跟換水的工具，將車門關好，還有在接管路的時候不要開冷氣就可以了。

可配合中午用餐休息時間換液

找到適合的換液環境後，接下來就要考慮時間了，每個人換液的時間不盡相同，不過大多是落在 4 ～ 6 小時之間，也就是說，早上在家中換好一包水，接下來是中午休息時間才需要再換水，晚餐時間再換一次水。也就是說，腹膜透析可以配合用餐時間，餐後跟同事說一聲，需要去換液，差不多半小時的時間就可以完成了，基本上並不會影響工作的時間。

究竟洗腎會不會影響工作？其實並不是腹膜透析換液的問題，而是自己擔心影響工作表現，而老闆也會擔心你會不會太勞累。

再次重申一個重要的觀念，洗腎是為了生活跟工作不被影響，並不是要影響生活與工作，特別是腹膜透析。腹膜透析所需的時間跟環境要求，並沒有血液透析來得高，幾乎就是餐後休息的時間就可以搞定的事，舉例像我動作很快，同事午餐還沒吃完，我已經換好水了，甚至還來得及睡個午覺。真正重要的是，洗腎可以避免末期嚴重腎衰竭狀況，有助身體恢復到正常工作的程度。

→ 腹膜透析患者可以出國嗎？

　　當然可以出國！

　　當年我在腹膜透析的時候，一開始也覺得「洗腎還能出去玩嗎？」可是後來慢慢上手之後，腹膜透析患者幾乎可以正常地工作跟玩樂。

　　我第一次出遠門，是在三軍總醫院工作的時候，同事 Nina 姐想去台南拍婚妙，我們一群人浩浩蕩蕩陪她一起去，從台北南下去台南拍婚紗，那時候預計去二天一夜，二天總共需要八袋的透析液。八位同事，一人幫我扛一袋透析液就搞定了。我就發現，就算是洗腎患者，還是可以正常出去旅遊，去了台南之後，我的信心大增，所以就開始安排出國旅遊！

　　後來我去了香港，也去了上海，其實腹膜透析患者只要事前做好準備，可以跟一般人一樣正常的出國旅遊。

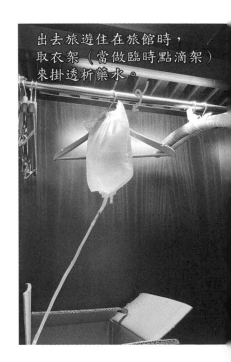

出去旅遊住在旅館時，取衣架（當做臨時點滴架）來掛透析藥水。

出國前的 6 個準備須知

1 請腹膜透析室的護理師幫忙填寫及聯絡藥水公司：不論是自由行或是跟團，都可以請藥水公司先將透析液寄到要住宿的飯店，我個人還會同一時間聯絡飯店，請飯店幫忙收藥水。

2 隨身攜帶兩包透析藥水，避免轉機或是飛行時間過長時需要更換；同時也要請醫師開立診斷證明，方便攜帶藥水進出機場。（每包藥水重達 2 公升，機場是不能攜帶超過 100 毫升的液體的，一定要有診斷證明！）

3 小白帽、清潔消毒用具，一定要多準備：隨身行李跟託運行李都要準備。

4 出國前先諮詢藥水配送及費用：出國前應先撥打藥水公司的客服電話聯絡，因為每個國家配送的方式不一樣，確認外出旅遊目的地的國家有關的藥水配送方式以及費用支付等細項，做好出發前的聯絡工作。

5 預備緊急聯絡電話：預防出國期間遇到突發狀況，應先查明緊急求助的聯絡電話，包括腹膜透析室、當地藥水公司等，有備無患。

6 目前有些國家藥水公司沒有配送了，最少出發前 3 個月要詢問清楚。

出國期間**透析藥水加熱問題**

最後溫馨提醒，台灣是亞熱帶國家，藥水忘記加熱不會差太多，可是如果到溫帶或是寒帶國家，藥水沒有加熱直接放進肚子裡，真的會「失溫」。我當年去上海的時候，是 228 連續假期，上海的溫度大概只有零度，剛下飛機那一包藥水來不及加熱，放進肚子裡之後，我一直發抖 4 個小時，直到下一包有加熱的藥水換進去，身體才比較舒服。加熱藥水在台灣可以用電熱毯，但電熱毯屬於高耗能的電器設備，不建議用轉接頭接在飯店的插座上，建議直接跟飯店要當地的電熱毯，避免轉接的過程產生危險。

腹膜透析患者可以吃營養補充品嗎？

　　想補充營養品，無非就是希望營養品提供身體營養，來改善健康的情況。像很多人會吃益生菌，希望幫助腸胃道的正常，可是益生菌至少要吃三個月，甚至更長期，而多數錠劑的益生菌產品可能有無機磷，在改善腸胃道健康之前，會不會導致吃進過多的磷離子呢？這就需要營養師的專業判斷，以及腎友或是照顧者要學習看懂營養標示。

避免吃到太多的無機磷

　　腹膜透析患者對於營養品的選擇格外重要，在吃出營養品的成效之前，最重要的就是要避免吃到太多的無機磷！合格的營養品一定會有完整的營養標示，讓消費者可以看到內容物的成分是什麼，進而做正確的選擇。

　　市面上有很多的營養品跟很多的「好心人」，想要多幫忙腎友利用營養補充品來恢復健康，可是太多人忘記腎友的狀況跟一般人不同，真的不能用一般人的標準來服用營養品。

　　建議如果真有服用營養品的需求，吃之前先找合格的醫師、藥師、營養師諮詢，才能吃得安心與健康。

腹膜透析患者的生活　↓　腹膜透析患者的食衣住行與工作

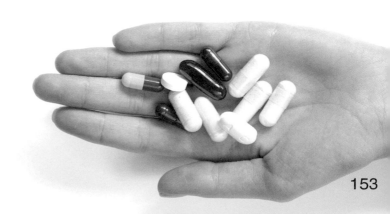

腹膜透析患者的併發症處理

→ 透析不順怎麼辦？

剛開始透析的腎友，最常見的問題就是透析不順，像是引流液不順，或是灌注時會疼痛不舒服，通常在一段時間之後就會比較順了，不用太擔心。

透析液流入疼痛

剛開始灌注的時候，有些人會有下腹疼痛的問題，這時候可以將流速調慢，以及灌注的總量調少一點，讓身體慢慢適應。腹膜透析管放置的位置其實很靠近膀胱，所以在剛灌注時，身體內側的不適感會比較明顯，通常在第四、第五次灌注時就不會有明顯的感覺了，不用太緊張。

透析液流出疼痛

有些腎友在引流的時候，到了腹腔內的透析液快流完時，會覺得下腹部有疼痛感。通常是因為透析液流完了，骨盆腔內的管子接觸到內側的組織而造成的不適感，通常在第一個月之後就沒有明顯的感覺了，這個可以當成透析液快要引流結束的訊號，對身體不會有害。

透析液流速很慢

腹腔原本是沒有這麼多液體的，腹膜透析將人工製造的透析液放入腹腔中，有些時候透析液裡面會生成纖維蛋白，纖維蛋白不溶於水，如果剛好塞在管路中就會造成流速變慢，有些患者不是被纖維蛋

白卡住，而是被血塊卡住的，通常只有剛手術的腎友會有血塊卡住的問題，正常透析液裡面是不會發現血塊的。<u>不論是纖維蛋白或是血塊，都一定要跟腹膜透析室的護理師說明，尋求正確的醫療協助。</u>

➙ 透析液有血怎麼辦？

「喂～我的透析液變紅色了，該怎麼辦？」

在開始腹膜透析一陣子之後，我發現流出來的透析液，居然是紅的 ......，記得護理師曾說過如何處理的方法，但我一時忘記了，趕緊找洗腎室的值班電話詢問。

「先不用緊張，人有沒有頭暈、噁心等症狀？是整袋鮮紅色，還是有一點點紅？」電話那頭護理師輕聲細語地開始問診。

「再觀察看看，下一袋如果偏紅，就回來洗腎室處理，如果下一袋就正常，那就沒關係了，不用太緊張。」

那次就是下班後的換液，可能上班時搬病人出太多力（物理治療師要出力，協助中風病患練習走路），所以用力過多，造成腹膜微血管破裂，透析液就變紅色了！幸好下一袋透析液就顏色正常，可真是嚇壞我了。

每位病人第一次遇到這種狀況，一定都非常緊張，除了找洗腎室的值班電話，就是上網尋求協助，其實洗腎室的衛教手冊都有教導怎麼處理。我們來了解一下為什麼透析液會有血？

透析液變紅色的原因

腹膜透析最主要的原理，就是利用腹膜的「微血管」來將身體

裡多餘的水分及廢物移除，所以腹膜本身就是個充滿微血管的組織。腹腔本來有一些空間可以伸縮，但現在因為裝了透析液，腹腔裡面就產生了壓力，就像本來是空的氣球，裝了水之後，氣球膨脹了，壓力就上升了。當壓力太大，就會把微血管弄破裂，造成小型的出血，就會看到透析液變紅了。

什麼時候壓力會太大呢？我們一樣用氣球比喻。如果灌進太多水，氣球會爆；如果用手去壓氣球，氣球會爆。一旦注入太多的透析液，或是前一次的透析液沒有引流乾淨就再加透析液，造成過多透析液在腹腔，壓力上升，微血管就容易破裂。

再來就是用手壓氣球，氣球的壓力也會上升，也就是動作或是運動造成腹腔擠壓，像是激烈的仰臥起坐，或是身體向下綁鞋帶的動作，還有最常忽略的就是必須「閉氣」才能完成的動作，像是搬沙發之類的重物，就會增加腹腔內的壓力，進而有微血管破裂出血的風險。

那聽起來不就變成啥都不能做的老公主了？

各種運動留意須知，遇到問題請詢問醫療人員

其實只要保持正常的呼吸，或者以可以一邊運動一邊講話的原則來運動！

像是慢跑的時候，仍然可以跟旁邊的人講話的程度，或是騎腳踏車運動時，可以順利地聽耳機大聲唱歌；要做重訓，也是要把握可以順利呼吸的原則，可以用能不能「唸出聲音」的數 1234 來做判斷標準，重訓器材的重量就要設定到可以自然地唸出 1234，就不會增加太多腹部的壓力；如果是伸展型的運動，就要注意不要對折身體就好，要拉腿筋、拉胸大肌這些動作都可以。

比較少為人注意的是，身體向後折的動作，也會增加腹腔內的壓力，像是有名的眼鏡蛇瑜珈姿勢，其實也會增加腹腔壓力。

每個運動都有益健康，但仍要留意一些注意事項，這樣洗腎也可以洗得很開心。腹膜透析液有一些血絲，幾乎每位洗腎患者都會遇到，不要擔心，住記住洗腎室的值班電話，有必要尋求協助即可。

就找幾個適合的運動開始做吧！

→ 導管出口感染怎麼辦？

「每天都要確實清潔消毒，不要偷懶！」

洗腎室護理師耳提面命地說明。

「導管出口週邊的皮膚，每天都要用消毒液清潔，不然發炎了，細菌鑽進去就麻煩了。」

腹膜透析腎友的肚子上有個洞，有條導管就穿過肚皮直達腹腔，導管跟皮膚接觸的地方就是導管出口。

人的皮膚是一個非常強大的保護系統，我們都知道細菌、病毒非常的小，病毒還得用電子顯微鏡才能看到，這麼小的細菌、病毒，平時是不容易鑽過皮膚到達體內的。但是，為了要洗腎在肚子開個洞，而且這個洞還直達腹腔，等於給細菌、病毒開了條康莊大道！

專業外科醫師有先做點處理，腹膜透析導管上有設計毛氈，讓皮膚細胞可以盡可能地長上去，就像種蘭花的蛇木板，蘭花的根會纏上去，我們的皮膚細胞也會想辦法纏上透析管的毛氈，盡可能減少任何破洞的產生。

但畢竟皮膚跟毛氈就是不同的組織，再怎麼糾纏也不會完美密合，蘭花的根跟蛇木板還是分得出來，再加上細菌、病毒都是極小無比，如果沒有確實清潔消毒，就有可能在導管的出口滋生細菌。

一旦有太多細菌在導管出口紮營，身體就會派出白血球跟他們打仗，出現發炎反應→就發生紅腫熱痛了！那麼導管的出口皮膚會看到紅紅的，有些病人還會腫，甚至流膿——這便是作戰後的白血球跟細菌的屍體。

每日導管出口清潔消毒 4 步驟須知

所以每日的導管出口清潔消毒就非常重要，要盡可能地減少細菌、病毒在導管出口駐軍。

1 清洗雙手及戴口罩 用洗手乳按照「內、外、夾、弓、大、立、腕」的方式，仔細清潔雙手，口罩請確實壓住口鼻。

2 更換新紗布 將本來覆蓋在導管出口的紗布移除丟棄。

3 清潔消毒 準備全新無菌的棉籤，從導管出口的皮膚，由內向外以畫圈的方式清潔消毒，記得畫圈是一直向外轉，不要來回塗抹，以免將細菌又帶回導管出口處。如果是使用優碘，依序是水性優碘、生理食鹽水、乾的棉籤；如果是用消毒液，依序是注射用水、乾的棉籤、消毒液（2％克菌寧），等自然乾燥即可。記得使用生理食鹽水或注射用水，打開全新的瓶子之後，先倒掉一些，再淋上棉籤，千萬不要用使用過的，用不完請直接丟棄不要重複使用。

4 膠帶固定 拿全新無菌的紗布蓋回導管出口，並用透氣膠布固定好。

上述這些步驟，每天洗澡後都要執行，如果是有液體潑灑到紗布上、紗布髒了、運動流汗、滲血，就要立即執行清潔消毒的步驟。

這是每天都要做的清潔消毒，雖然一開始會覺得麻煩，但很快就習慣了，所以大多數的問題並不是學不會，而是沒有仔細做。當導管出口消毒變成日常生活的一部分，有些患者就輕忽了，清消不完全、或是自己減少步驟、或是生理食鹽水重複使用、或是棉籤不是用全新無菌的等。

這樣子的「沒關係」、或是心裡覺得「無所謂」，所冒的風險就是導管出口感染。嚴重感染的患者，可能要移除導管，後果是很嚴重的。

對腹膜透析的腎友來說，透析導管等同生命線，導管壞掉，生命就立即受到威脅，不可輕忽！

「這些步驟記得嗎？來，我們試一次，一定要仔細確實做到！」

洗腎室的護理師幾乎就是拉著病人的耳朵，臉貼在病人面前，重複且仔細地說明了！

「Yes! Maiden!」

→ 腹膜炎怎麼辦？

「無菌操作一定要做好！這個最重要了！來，我們再練一次。」

腹膜透析的護理師最重要的工作之一就是確認病患能夠自己完成無菌操作；而對於腹膜透析的患者來說，每天有 3 ～ 5 次換液的工作要做，最重要的就是無菌操作，確定每個步驟都有照規定來完成，這些規定步驟，就是要確保腹膜透析的患者不會得到腹膜炎。

「不要不信邪！就有老奶奶用剪刀剪紗布時，剪到了透析管，還自己用透氣膠帶綁一綁，後來透析管會『漏水』就再用電火布纏一纏，以為這樣就可以了，等到回診我們看到時，透析液都已經變成抹茶的顏色，嚴重腹膜炎，住院住了好久，差一點救不回來。」

腹膜透析最害怕的問題就是腹膜炎

腹膜炎除了會讓腹膜失去功能，可能無法再用腹膜透析的方式來洗腎之外，最嚴重的還會影響生命！

腹腔原本是個關著好好的空間，裡面有胃、肝、腸子等等器官，這些器官設計放在腹腔中，原本是個永不見天日的情況，現在腹膜透析在肚皮上開個洞，還放個管子，每天又灌水又引流的，其實對腹腔來說不是正常情況，這時候如果有細菌跟著透析液進入到腹腔當中，裡面又溫暖又有很多養分（透析液是葡萄糖溶液，也是細菌喜歡吃的養分），正適合生存，細菌就會開始大量繁殖。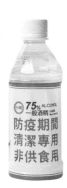

或許會疑問我們不是有白血球這個軍隊會去攻擊細菌嗎？怎麼沒有去腹腔攻擊細菌呢？原因是白血球是血球，他的巡邏路線主要是在

血管「內」，腹腔的空間是血管「外」，正常來說是沒有白血球的，所以腹膜透析用人工的方式，不小心就幫細菌蓋了條康莊大道。

不過也不用過度緊張，有很多設計都有預防腹膜炎的效果，最重要的就是無菌操作。腹膜透析室的護理師一定都會把腎友教導好如何正確操作，每個步驟都有意義，千萬不要自己增減步驟，而且順序也相當重要，<u>無菌操作最重要的就是順序，酒精、乾洗手這些工具一定要備好！</u>

再來就是一定先引流再灌注，先將管路中可能有的細菌沖掉，再把完全無菌的透析液灌注身體中，把每個步驟都做對，其實腹膜炎的機會也沒有這麼大。

→ 疝氣怎麼辦？

「醫師，那個……我那裡……腫腫的。」

「就是…….. 那個……你知道的，那裡。」

在洗腹膜一陣子之後，陳先生比手畫腳，手足無措地問腎臟科醫師，深怕被診間護士聽見。

「喔，陰囊腫起來了嗎？我幫你檢查看看……這是疝氣，很常見啦，我幫你轉介到外科，這是小手術，一下子就搞定了。」

「其實陳先生你不用擔心，第一，疝氣在腹膜透析的病人身上很常見，這個很容易處理、第二，我們的護理人員什麼大風大浪都看過不用害羞。」

「來，褲子脫了。」

疝氣，就是指身體的器官不在它原本該在的位置，就會被稱為疝氣（hernia），像是常見的椎間盤突出（Herniated Intervertebral Disc，HIVD）也是一種疝氣，因為椎間盤沒有停在脊椎骨之間而跑出來了。

而另一個常見的疝氣又俗稱「垂腸」，看名字就知道，這表示腸子不在它原本的位置，這發生在腹股溝管有破口，造成腸子向下掉到陰囊，從外觀上看起來，就好像陰囊腫起來了。

有一到兩成的腹膜透析腎友會得到疝氣，主要是因為腹腔內有透析液造成的腹壓上升，長期壓迫之後，便在腹股溝或任何之前動過手術的傷口產生破洞。

根據研究統計，太用力咳嗽、久坐或長時間維持站姿、年長與肥胖皆為主要危險群，且男性多於女性。嚴重者會造成嵌閉性疝氣而導致致命的腸阻塞或壞死，其實有點危險。

以下兩個物理治療的方式可以用來訓練骨盆底肌。骨盆底肌可以說是骨盆的地基，地基越穩定，就越不容易發生疝氣，對腹膜透析患者也是很重要的運動，而且對一些中老年人改善尿失禁也很有幫助。

大腿內旋 ⋯➡ 增加髖內旋肌的肌力，讓骨盆更穩定，減少疝氣的發生。

【建議練習次數】一次可以連續做 30 下，感覺骨盆底的肌肉有跟著用力。

【動作】
平躺時，雙腳自然打開，然後用旋轉的力量把大拇趾碰在一起，會感覺力
氣從大腿內側一路向上延伸到下腹部，像是夾起來卻又不完全是，主要是
利用旋轉的力氣來帶出骨盆底肌的收縮。

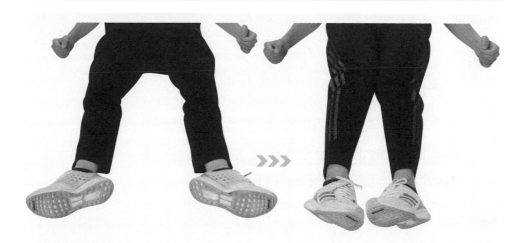

【物理治療師 分享護腎運動 TIPS】
增加髖內旋肌的肌力，內旋肌肌力增加時，可以同時訓練到骨盆底肌，讓骨
盆更穩定，減少疝氣發生的機會。

半蹲上提 ⋯⋯➤ 增加髖內收肌群的肌力，可誘發骨盆底肌的收縮，達到減少發生疝氣的機率。

【建議練習次數】這個動作連續做 10 下就可以了，主要的目的是為了訓練骨盆底肌，以有感覺到骨盆底有收縮最重要。

【動作】
像練太極拳或其他功夫一樣，站著時，向下蹲馬步，依每個人可以半蹲的程度就好，然後吸氣同時把腿夾緊，可以在膝蓋中間放個寶特瓶，甚至可以變成墊腳尖，讓整個人好像拉鍊收起來一樣，從底下往上慢慢地拉起來。

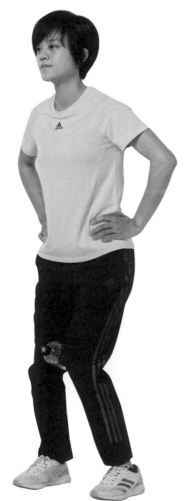

【物理治療師 分享護腎運動 TIPS】
增加髖內收肌群的肌力，內收肌群一樣可以誘發骨盆底肌的收縮，達到減少發生疝氣的機率。

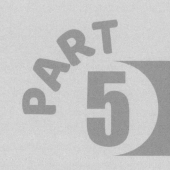

PART 5

血液透析患者的生活

因為心裡害怕洗腎，不願面對，一天拖過一天，
終於有一天，在家裡或是在路上昏倒，被送到醫院
時，腎功能已經完全失效，被醫生宣布要終身洗腎。
這個，是所有慢性腎衰竭患者的惡夢。

什麼是血液透析？

　　血液透析就是當腎臟失去功能時，無法將體內代謝所產生的毒素及水分排出，而需藉由人工腎臟排出體外以減少毒素及水分的堆積，使身體能維持正常之功能，減少不適的感覺。

　　需長期血液透析的患者，會先接受「血管廔管手術」（利用手術將手臂上的動脈和靜脈接合在一起）。這裡又可以分為人工廔管及自體廔管二種。人工廔管就是當患者自己的血管條件不好時，在患者的動脈及靜脈之間另外加裝人工的廔管，如果患者自己的血管條件允許時，醫師就會直接將手臂上的動脈及靜脈接合，這時的廔管就是自體廔管。

　　每次來洗腎時，護理人員會打上兩支針，一支針是將血液引流出來，經過「人工腎臟」之後，從另一支針將血液送回體內，經過這樣不斷地循環，大約 4 小時，就完成了一次血液透析治療。

血液透析作法

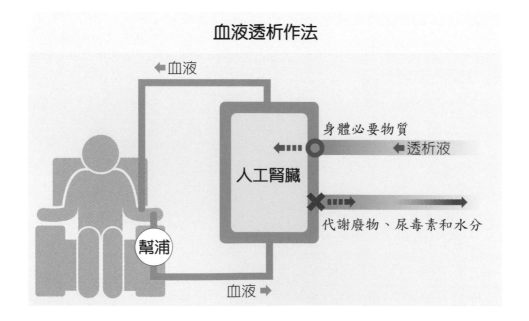

「人工腎臟」是由 6 千到 1 萬 5 千多根的人造半透膜做成的微小空心纖維所組成。當血液流經這些微小空心纖維管的內層，而透析液在空心纖維管的外層，利用空心纖維管內外層濃度差的「擴散作用」（Diusion）清除尿毒素。另外，在人工腎臟內加壓所流入的血液，可使血液中過多水分經由半透膜排出體外，這種現象稱為超過濾作用（Ultraltration）。

因此，血液透析原理即是利用擴散來移除尿毒分子，用超過濾的方式來清除液體水分。經過這些步驟，就達成血液透析的目的，排除體內代謝所產生的廢物及多餘的水分。

→ 血液透析可以完全取代腎臟的功能嗎？

先說結論：不行，血液透析沒有辦法完全取代腎臟的功能。

腎臟是一個非常精密的構造，在身體裡面擔負了非常多的工作，除了過濾血中毒素，腎臟還有很多重要工作：釋放荷爾蒙（如腎素，Renin）幫忙調節血壓；調節電解質（如鈉、鉀、鈣等）平衡；釋放紅血球生成素（Erythropoietin，簡稱 EPO）通知骨髓製造紅血球；合成活性維生素 D，幫忙維持骨骼鈣質和身體正常的化學平衡。而血液透析只有排除水分及廢物的功能而已，也就是說，血液透析沒有辦法完全取代腎臟的功能。

「什麼？我已經辛苦地洗腎了，還要吃這麼多的藥？」

是的，如前述，腎臟的功能真的太多了，洗腎（血液透析）只有幫忙排除廢物及水分的功能而已，其他還是需要藥物的協助來維持正常生活。洗腎患者如果血壓不穩定，還是需要血壓藥來幫助控制血壓，如果有貧血的問題，則需要紅血球生成素來幫忙製造紅血

球，洗腎患者的維生素 D 也容易缺乏，也要適當地從食物甚至從藥物中補充。

→ 透析前要先準備瘻管？

常見於透析使用的血管通路有以下 4 種：自體瘻管（AV fistula）、人工血管（AV graft）、永久導管（Permcath）、臨時導管（雙腔導管 Double lumen catheter）。

自體瘻管（AV fistula）

就是用患者自己的動脈（Artery）接合到靜脈（Vein）上，通常選用非慣用手的前臂血管，利用動脈的壓力將靜脈「沖」出足夠的血流量，因為進行血液透析必須有充足的血液量，提供每分鐘至少 250 至 350 毫升的血流，才能有效地清除尿毒及水分。一般靜脈不足以產生這樣大的血流量，所以才要將動脈血引到靜脈上，利用動脈的壓力來產生足夠的血流量。

人工血管（AV graft）

當患者的靜脈太細或是醫師評估後不適合做自體瘻管，就會用人工血管接在患者的動脈及靜脈之間，直接形成一條可以提供血液透析患者使用的管路，但是畢竟是人工的血管，不是原廠的血管，當身體有感染時，細菌有可能會附著上，會稍增感染率。另外，因僅僅只有一條通道，不像自體瘻管的靜脈尚有分支，所以一般嚴禁透析後綁止血帶（束帶）止血，因為此舉極易在兩端過緊的壓迫下，在中間產生血栓而阻塞。

永久導管（Permcath）

比較正式的名稱為「隧道袖口導管」，為雙腔型式。永久導管不直接進入血管，從肩膀附近的表皮進入後，在皮下潛行一段距離，走一段「皮下潛行段」才進到血管中，經由內頸靜脈進入，最前端置於右心房。這段皮下潛行段可以建立一道防火牆減少細菌直接進入血管中。雖然名稱為永久，但實際使用年限最長大約二至三年，之後可能發生阻塞或導管因老舊而失去功能的機會大增。

臨時導管（雙腔導管 Double lumen catheter）

這也是雙腔型式的導管，不過不同於永久導管的是，這個臨時導管通常是拿來急救用，也就是會直接局部麻醉之後，接到血管裡面，做緊急洗腎，通常放在頸部或是鼠蹊部。因為是臨時使用，所以容易發生感染或是脫落等問題，患者還是要盡速選擇適合的方式來進行洗腎。

如果慢性腎衰竭在半年內有可能進到洗腎的狀態，就可以預先準備廔管了。如果要選擇血液透析，先把人工或是自體廔管建立起來比較好，畢竟廔管也需要成熟時間，大約 4 至 6 周不等，所以如果遇到緊急的情況，醫院就會使用永久或是臨時廔管，因為緊急情況對病患的身體負擔很大，通常病人都是在家中或是路上昏倒，被送到醫院，需要緊急洗腎，但其實病患的身體早就發出「不堪負荷」的訊號！而且緊急洗腎的廔管放置會讓人不舒服，不管是插在脖子還是鼠蹊，對腎友都非常難受。

所以如果在可以控制的情況下，預先將廔管置放在手臂上，等候廔管成熟同時也熟悉血液透析的流程，對患者會是最好的選擇。至於何時才是關鍵的時間，腎友跟腎臟科醫師可以密切討論。

→ 人工腎臟的作用

人工腎臟目前有多家廠牌可供選擇，但是同一家醫院或診所的洗腎室所引進的可能只有其中一、二種，個人覺得每位血液透析患者的「共病」可能都不同，洗腎室醫師跟護理師則會根據每位腎友的不同需求做最好的判斷與處置，因此腎友不必執著某些特定廠牌的人工腎臟，以致洗腎室換來換去，這樣反倒跟洗腎室的醫護人員不熟悉，如果遇到臨時緊急狀況，恐怕無法及時因應，錯過黃金治療期，豈不得不償失。

血液透析患者的運動保健

→ 血液透析 臨時導管的運動保健

「啊！阿爸你怎麼昏倒了？」

「快來呀！你爸爸在家昏倒了呀！送到醫院，醫生說要洗腎了！怎麼辦啦！」

通常會用到臨時導管的患者，都是該洗腎卻一直拖延的患者，其實早就開始有不舒服的症狀了。噁心、嘔吐，甚至有些已經有嚴重的水腫，走一點路就會喘，甚至沒有辦法上下樓梯，醫師也早有警告，可能需要洗腎。

正因為心裡害怕洗腎，不願面對，一天拖過一天，終於有一天在家或是在路上昏倒，送到醫院時，腎功能已經完全失效，被醫生

宣布要終身洗腎。在局部麻醉的情況下，醫師將很粗的導管直接放進血管裡，通常在病患的鼠蹊部或是頸部，有了臨時導管之後，就必須開始緊急洗腎，將身體裡的毒素及多餘的水分排出。

被動關節運動

這時候的患者通常都很虛弱，身體因為尿毒的關係沒有辦法正常運作，而且在鼠蹊部（就是大腿接身體的地方）有臨時裝上的洗腎導管，基本上大腿就沒有辦法好好動作了，患者幾乎都是躺在床上，此時最能幫助患者的就是「被動關節運動」（Passive Range of Motion exercise, PROM）。所謂被動關節運動就是由治療師或是家人幫患者做運動，動作在沒有安裝導管的另外三個肢體，像是如果安裝在左腳鼠蹊部，就是做右腳及兩個上肢；如果導管裝在左手鎖骨的位置，就是做右手以及兩側下肢。

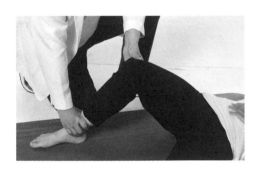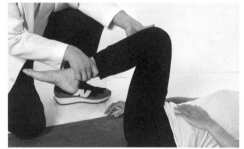

病患的情況穩定時，可以主動請醫院的護理師幫助會診復健科，請物理治療師來協助評估，幫病患做被動關節運動，家屬或是照護者可以學習如何安全地幫腎友做運動。

遇到這種狀況，擔心、緊張的情緒一定會有，畢竟很多人可能沒有預期到這一天的到來，而且都是很緊急的狀況，突然間昏倒、需要開始洗腎，如果這時可以做些有益病人身心的運動，絕對會比完全無能為力要來得好。

→ 血液透析 雙腔導管（永久導管）的運動保健

如果醫師評估結果，需要用永久導管來洗腎，永久導管有一段皮下潛行段，在這段皮下導管癒合穩定之後，患者的肢體就可以開始運動了。

主動關節運動

可以先從不用拿重物、不另外承重的情況下，開始「主動關節運動」（Active Range of Motion exercise, AROM）。大原則就是除了有導管的那一個關節不要活動，其他的關節都可以做到最大角度，像是很多患者會選擇鎖骨部分來裝設永久導管，也就是除了裝導管那邊的肩膀之外，其他關節都要盡量活動到最大的角度。

假設永久導管裝在左手的肩膀上，我們右邊的肩膀就可以舉到最高，雙腳也可以自在地移動、正常地走路。比較容易會被忽略的，其實是左手的手肘跟手腕，手肘要盡可能地彎曲，以及伸到最直，手腕也要可以靈活地旋轉，其實日常生活有很多需要雙手一起合作的動作，像是扭毛巾、一手拿碗一手拿筷子、一手拿刀一手拿叉，雖然肩膀上有臨時導管，會造成一些動作不方便，但是其他生活功能還是最好正常使用，所以手肘跟手腕的靈活度是非常重要的。

→ 血液透析 動靜脈廔管的運動保健（練血管）

患者如果提早準備，先將動靜脈廔管做好了，不論是自體廔管或是人工廔管，在廔管手術後最重要的就是讓廔管成熟，也就是大家最常問的練血管運動，此時最重要的運動就是「等長肌力訓練」（Isometric exercise）。

172

肌力訓練
分成**三種類型**

肌力訓練可以分成等長（Isometric）、等張（Isotonic）、等速（Isokinetic）三種類型。

- 等長訓練：就是肌肉的長度不變，持續用力，像是文中提到的握球。

- 等張訓練：就是使用的重量不變，像是舉啞鈴的過程，啞鈴的重量沒有變化就是等張訓練。

- 等速訓練：則要用特別的儀器，確保肌肉收縮的過程中速度沒有變化，通常是對老人訓練時比較會用到。

　　肌力訓練的效果可以讓肌纖維肥大，會將淺層的靜脈向外推擠，讓靜脈更加的明顯，同時肌力訓練也會讓運動周邊的血流量增加，達到促進廔管成熟的目的。

　　在前臂的部分，可以用握球、握力器，可選擇不同硬度的球或是不同強度的握力器，來調整重量；在上臂的部分，就要讓二頭肌收縮，也就是傳統拿啞鈴的動作，但是重量上可以選用果凍繩，動作跟重量的變化比較多。

等長肌力訓練

　　「等長」顧名思義就是肌肉有收縮，但是肌肉的長度沒有改變的肌力訓練，最常叫患者做的握球訓練就是等長肌力訓練的一種。當手掌用力握球的時候，前臂的肌肉就會收縮，可是手腕到手肘的距離沒有變化，所以就是等長肌力訓練。

173

最大重複次數 這邊介紹一個概念，在肌力訓練有個辭句叫 RM（Repetition Maximum，此重量下最大重複次數），也就是說 1RM，就表示這個重量只能做 1 次，10RM 就表示這個重量只能做 10 次，每個人的 RM 值相差很多，在增加肌肉量時 6～12RM 是最好的，所以選一個能做到 12 下左右的重量，做 10 下休息，休息 1 分鐘再做 10 下，連續 10 回左右。

如果這個重量做 10 下都不需要休息，那表示重量太輕了，請再調整加重；如果連 10 下都做不完，可能重量太重了，或是腎友太虛弱了，需要調整重量或改變運動處方，可以諮詢醫師或物理治療師來協助調整。

➜ 血液透析患者運動時間的選擇？

其實當廔管成熟之後，患者做運動的時間是幾乎不受限的，主要就是看患者本身的健康程度，越願意做運動的患者，其健康程度通常會比較好。

血液透析患者可以從「透析日」跟「非透析日」這二個不同的日子來思考運動的時間分配。

透析日

最好的運動時間就是跟著透析「一起」做運動，一邊透析一邊運動。

想想看，一般人不運動最常見的藉口就是「沒有時間」，當洗腎患者把運動跟「不得不做」的透析結合在一起，就比一般人有更多的時間做運動了！

其實在透析的過程中，除了接在機器上的那隻手不太適合活動，另外一隻手和雙下肢是可以自由移動的，像是在國外或是在臺灣有些洗腎室都會準備固定式的腳踏車，讓洗腎患者可以邊洗腎邊運動，同一個時間可以做兩件事，很有效率。

另外，血液透析通常需要 4 小時，建議可在前 2 小時運動，因為有些患者洗腎到後面的時間，可能會有掉血壓的問題，所以利用前面 2 小時先運動，也可以預防之後血壓太低造成的頭暈不舒服。

非透析日

在非透析日想要運動的話，只要身體的情況許可，像是血壓、血糖等生理表現都在穩定的範圍內，就可以自在地運動。

我們建議可做全身型大肌肉的動作，像是慢跑、騎自行車、爬山、健行，或是太極拳、武術等，這類團體運動都很適合。

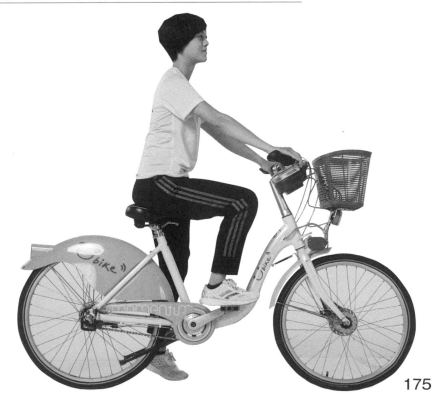

➙ 有助改善血液透析患者的運動保健

建議把握兩個大原則，一是血液廔管的成熟穩固及保養，二是全身性的運動保健。

血液廔管的成熟穩固及保養

如前述提到，很多洗腎室會教患者用握球的方式來做訓練，而握球就是運用前臂的等長肌力訓練，促進血液廔管成熟的重要運動。

患者在接受血液廔管手術之後，不論是人工廔管或是自體廔管，都需要花一段時間來讓血液廔管成熟（人工廔管成熟需要一個月左右的時間，而自體廔管成熟更是需要兩至三個月）。這段期間就要多做握球訓練，來幫助血液廔管成熟。

拿重物走路也是一種訓練方式，但是要特別注意不能彎曲手肘，也就是維持在手肘打直的情況下拿著重物走路。

很多論述都會建議患者不要拿重物，我覺得這是一種迷思，我們如果可以將手肘打直，這個時候拿重物，其實就是前臂的等長肌力訓練。像是健身房很流行的「農夫走路」的訓練方式，就是拿著重物走路，同一時間可以訓練到手臂的肌肉，也可以訓練到下半身，是一個非常好的運動。

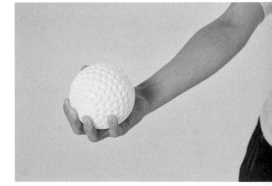

自己練習時，可以用左右手拿著大水桶，便利超商就有賣 6 公升的水桶，手肘打直的情況下練習走路，前臂的肌肉會非常用力地握住水桶，如此一來可以訓練到握力，也會讓前臂的血管比較清楚，對於血液透析患者來說，血管越清楚，護理師越容易上針，彼此都會變得比較輕鬆。

如果左右邊都有水桶，這個時候會練到握力比較多，如果只拿單側，會練到身體側邊的肌群，跟我們走路時需要的平衡非常相關。只要記得手肘不要彎起來，不要去壓迫到人工血管，其實這是一個非常好的運動。

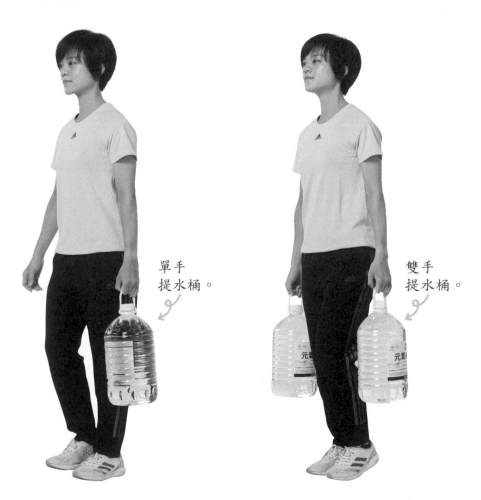

單手
提水桶。

雙手
提水桶。

全身性的運動保健

　　另一個就是全身性的運動保健，就像前面在運動時間提到的重點，全身性的運動像慢跑、騎自行車或是爬山健行，這些都是非常適合的活動，原則就是在運動之前的血壓需要是穩定狀態，患者沒有特別不舒服，就可以選擇自己喜歡的運動好好執行。

　　在運動建議上，如果時間不夠，建議從肌力訓練開始，利用重訓來增加肌肉量，維持體能，血液透析的腎友合併有肌少症的情形非常多（**請參考 97 頁**），將重訓放到日常訓練的一部分，對腎友一定有很大的好處。以下介紹二種全身性的運動，一個是動態深蹲；另一個是登階訓練。

　　關於登階訓練，我先提供一個簡單的學習方式。現代人很多都住有電梯的房子，走樓梯的機會下降了。其實為了訓練可以「少坐一層電梯」，像我住在九樓，我的習慣就是去八樓搭電梯，每天至少都有練習走一層樓，如果狀況比較好，我還會去七樓搭電梯。多練習爬樓梯，可以訓練我的肌力，像上次停電或是電梯維修時，我還可以爬九層樓回家（雖然很累），還好平時有訓練，不然就真的回不了家了。

178

動態深蹲 ⤑ 全身性的動作可增加腎友的下肢肌力，也可以增加心肺耐力。

【建議練習次數】腎友可以從一天一回合，慢慢進步到一天三回合。

【動作】

首先將二腳站的比肩膀寬一點點，腳尖朝前，我們要有將屁股「向後坐下」的感覺，同時將雙手向前上方舉起來，利用手的重量跟屁股向後的重量來平衡，吐氣時向上，然後蹲著停大約 3 次呼吸（或是 10 秒鐘），再吸氣慢慢回正，重複 10 到 15 次當成一回合。

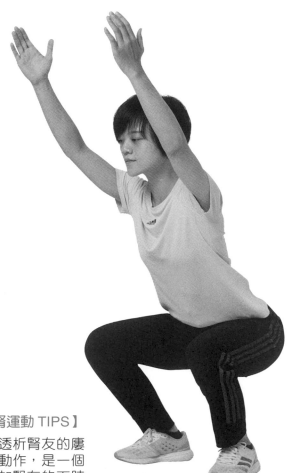

【物理治療師 分享護腎運動 TIPS】

這動作不會壓迫到血液透析腎友的瘻管，又是一個全身性的動作，是一個非常好的運動，可以增加腎友的下肢肌力，也可以增加心肺耐力。

登階 ⁝⁝⁝➡	訓練股四頭肌、臀大肌、小腿後側肌群，同時也可練到平衡感、爆發力等等。

【建議練習次數】腎友可以從一天一回合，慢慢進步到一天三回合。

【動作】
先準備一個穩固的台階，大約小腿 1/3 到 1/2 的高度即可，右腳提上去之後，保持平衡將左腳也踩上台階，如果狀況比較好的腎友，也可以將左腳懸空舉起，這樣對右腳的訓練度更高，當然如果狀況比較不好的腎友，還是以安全第一，扶手要扶好，避免跌倒，記得扶手盡量在右手哦（就是沒有洗腎廔管的那隻手）。右腳練習 10 下再換左腳，也可以用家裡的樓梯來練習。

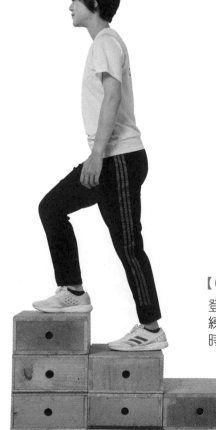

【物理治療師 分享護腎運動 TIPS】
登階訓練是個非常好用的訓練，一方面可以練到股四頭肌、臀大肌、小腿後側肌群，同時登階訓練也可以練到平衡感、爆發力等等，對於血液透析的腎友來說，除了訓練到肌肉力氣，同時也是一種功能訓練，日常生活中需要登階的地方真的很多，如果肌力不夠，幾個台階就會限制腎友的活動度。

血液透析患者的食衣住行與工作

→ 血液透析患者的飲食注意事項

血液透析患者的飲食限制其實滿多的，大概只有蛋白質這部分比慢性腎衰竭的時期好，其他部分還是有明顯的限制。

足量蛋白質

每次進行血液透析大約會流失約 6 至 8 克蛋白質，所以要從飲食上補充回來。計算方式是每公斤體重 1.2 ～ 1.5 公克的蛋白質，盡量攝取高品質蛋白質，像是蛋就是很好的蛋白質來源，其次為魚、牛肉、雞肉等。

低鉀飲食

應限制食用高鉀食物，建議蔬菜都先燙過，可以降低許多鉀離子的含量，很多傳統的觀念覺得水煮過之後，養分都在水裡，要喝湯才能將養分完整吸收，這對於腎友是完全不利的！一、大多數的養分還是在食物本身，並不會被煮到水裡面，二、流到水裡面的就是這些水溶性的離子，剛好是腎友最不適合吃的！三、血液透析腎友如果有限水的情況，湯汁也算是水分，總水量是需要控制的。所以，吃燙過再調味的蔬菜就好，千萬別再喝湯了。

此外，也盡量選擇低鉀含量的水果，市面上有專門在賣低鉀水果的廠商，可以多加留意，但是低鉀水果不是不含鉀，過度食用仍然有增加血鉀的風險。

低磷飲食

磷廣泛存在於食物中,而含磷量較多的食物,像是酵母、內臟類、還有一般人覺得很健康的全穀類(糙米、全麥麵包)、豆類、堅果類、蛋黃都是高磷食物,應盡量避免攝取。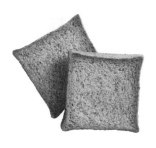

也因為磷廣泛存於各式食物中,一定要使用磷結合劑跟食物一起服用,才能減少磷的吸收。高蛋白也幾乎是高磷,但是蛋白質很重要,還是要吃到蛋白質,儘量選用新鮮肉品來吃,牛奶製品方面就要選用洗腎專門的配方牛奶。

水分及鹽分的控制

血液透析患者幾乎都會限制水分的攝取,水分建議攝入量為前一天尿量加上 500 至 700CC(含食物中的水分)。食物中的水分其實不好計算,像是水果就是水分比較多的食物,適量攝取就好。如果水分攝取過多會堆積在體內,而導致水腫、高血壓,心臟負擔也會增加,造成中風的風險。而吃太鹹就是鹽分攝入過多,也會增加心臟的負擔。

有些血液透析的患者幾乎完全失去腎功能,身體失去了製造尿液的能力,所以喝進去的水除了汗液蒸發之外,幾乎都會留在身體裡面,造成體重的上升。所以控制水分最重要的就是每日要量體重,體重以增加不超過一公斤為原則,或是兩次洗腎間體重增加不超過乾體重的 5%。

→ 血液透析患者的工作

血液透析患者因為每兩天就得去一次洗腎室，每次洗腎的時間約需 4 小時，加上來回的車程，其實時間被卡得很緊，很多年輕的腎友仍然需要工作，就會選擇下班後去洗腎室，通常在透析日都是一下班就馬上出發去洗腎，可能連晚餐都來不及，得帶到洗腎室再吃，非常辛苦；近年來台灣洗腎人口不停上升，但洗腎室空間有限，護理人員的人力也吃緊，不可能無止盡地讓患者都用晚上時段來洗腎，所以有些腎友只能選擇白天的時段去洗腎，這對腎友的工作或多或少都有影響。

再加上腎友的體力可能無法負荷過度勞力的工作，以致能選擇的工作有限，加上台灣社會對腎友的刻板印象，僱主也會擔心腎友無法勝任工作，因此常在臉書社團看到腎友分享對工作的無奈與感慨。

我會建議血液透析的腎友，如果還有工作能力，還是盡量投入工作，因為工作除了帶來收入，還有自我的成就感以及社會貢獻度。人活在世上，最起碼要照顧好自己，要對自己有自信，活得才有底氣。而自信的來源並不是憑空大喊就有，找到自己可以做的事以及能做好的事，獲得別人搶不走的成就感，好讓我們活得像個人。血液透析時的身分確實是個病人沒錯，但是在認真投入工作時，就是個無愧這份職責的正常人。

提到「社會貢獻度」就更重要了，當我們把自己照顧好，就會有能力照顧他人、回饋社會，尤其當我們能主動幫助別人時，就表示我們已經把自己照顧得很好了。社會的認知，洗腎就是病人，可是也正因為我們有洗腎的經歷，更可以去同理一樣生病的人，試想，如果有一天，雖然我們還是過著洗腎的日常，但是卻甘心樂意

從「被幫助者」變成「幫助者」，從「手心向上」變成「手心向下」，這樣的感覺不是很棒嗎？

→ 血液透析患者需要過夜遠行或出國怎麼辦？

只要作好準備，透析患者一樣可以自在地享受生活。血液透析患者想要出國的話，當然會比一般人麻煩一些，但並不是辦不到，首先最要確定的事情，就是出國的時候預備在哪裡做透析，我們就要先聯絡好當地的洗腎室，預先做好準備，出國的時候也把洗腎的時間安排進去，這樣就可以自在地享受出國的日子了。

同樣透析患者如果在國內有遠行，甚至有幾天過夜的需求，都可事先聯絡所要前往縣市的洗腎室，就像我們農曆春節時，放假天數較長，返鄉之前就可以預先聯絡好當地洗腎室，配合回家過年的時間去洗腎。據我所知，很多住在台灣的澎湖人，農曆年想要回澎湖過年，就會先預約澎湖當地的洗腎室，確定自己可以接上一週三次的洗腎日期，接下來就可以買機票了。

想想看，飛到澎湖跟飛到香港的時間是差不多的，既然可以飛到澎湖洗腎，當然也可以飛到香港洗腎。再者，一週三次的洗腎，表示這當中有一整天是自由的，用一天 24 小時的時間坐飛機，想去歐洲或是美洲的飛行時間都是足夠的，只要聯絡好當地的洗腎室，確定可以接上洗腎的時間，出國就不是問題了。

除了聯絡洗腎室，另外一個建議就是清楚收集當地的緊急醫療資源及資訊。血液透析患者的身體狀況比較特殊，如果萬一需要緊急醫療，能先清楚知道當地的相關醫療院所，並且帶上在台灣的診斷證明（中文英文都要）、病歷資料，以及所使用的藥物處方箋，

屆時讓國外的醫師用最快的速度掌握患者的情況。

出國之前要再確認當地洗腎室的預約資料，最好列印出來隨身攜帶，以防行程延誤不時之需。也要帶著健保卡、保險聯絡卡，遇緊急醫療時，可請當地醫師開立診斷證明書、病歷、費用收據表等。

回國後六個月內向健保局提出海外醫療費用核退。但在國外血液透析的費用不便宜，動輒要上萬元起跳，即使可以拿單據跟健保申請核銷，給付的上限也只有不到一千元，雖說不無小補，但還是一筆高額花費。

出國時的飲食限制基本上跟在台灣沒兩樣，所以如果有出國的需求，務必先在台灣洗腎一段時間而且洗到很穩定，確定能遵守所有的飲食注意事項，每次的脫水量也很穩定，再做出國的打算。千萬不要因為出國就放鬆，大吃大喝，這樣子造成身體的負擔就不是原本出國想要放鬆的目的了！

⇢ 營養補充品可以吃嗎？

血液透析的腎友，在營養補充品的選擇上，跟腹膜透析的腎友差不多，一樣要注意有無過多的無機磷的問題，要仔細參看營養標示，通常寫到「磷酸」這個字眼，裡面有無機磷的機率就很高，所以長期使用一定要注意。

另外血液透析的腎友也要注意限水的問題，通常吞營養品要配水，或是營養品本身就是水狀的，這些通通算在一天的總水量裡面，千萬不要為了吞營養品造成喝水過量，過多的水會造成水腫、高血壓、呼吸困難等症狀，本來營養品是為了補充身體的營養，結果卻變成傷害可就不好了。

還有血液透析的患者，<u>也要注意營養品當中的鉀離子</u>，如果腎友本身有高血鉀的情況，營養品的選擇就要注意鉀離子的含量，通常在粉劑的營養品當中會有比較多的鉀離子。

　　還有一個比較特別是「魚油」類的產品，如果產品本身有促進循環或是抗凝血的效果，一定要諮詢過醫師、藥師、營養師再吃，因為血液透析患者，每二天需要扎針一次，如果凝血功能不好，這類的產品就不適合了，可能會有出血的風險。

　　營養品的用意是要幫助身體改善一些情況，無法取代藥物，而且一般民眾對於洗腎患者的身體情況不一定了解，所以推薦的營養品不一定適合腎友使用，最簡單的就是詢問腎臟科醫師或是藥師，讓專業的人幫你判斷，以免傷了荷包又傷身。

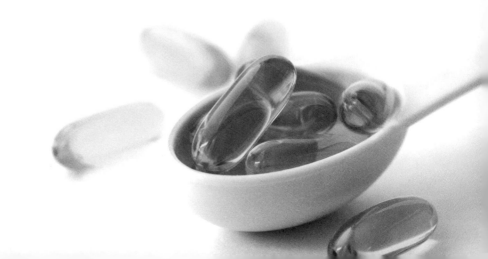

血液透析患者的緊急處理

→ 廔管沒有聲音怎麼辦？

血液透析患者每日自我檢查廔管功能至少三次，這個功課很重要。要每天檢查，血液廔管是血液透析患者的生命線，要時時保持暢通。但要怎麼知道血液廔管有沒有暢通？最簡單的方法就是用手去碰它，輕輕觸碰，會覺得廔管有觸電般的震顫感，或是用聽診器來聽，會聽到沙沙的血流聲，這樣就是正常的。如果廔管塞住了，血流的聲音就會下降，用手觸摸不到血流脈動，以聽診器聽診，血流聲較小聲或聽不到，遠側肢體出現水腫，皮膚顏色改變，手部冰冷、蒼白、感覺異常請立即就醫。

血液廔管 5 大保養須知

平常要怎麼保養廔管呢？最重要的就是讓血液循環變好，讓血流可以順利流經廔管。

1 透析前

- 可以做熱敷，促進血液循環。

2 透析後

- 避免過度加壓止血，止血帶應於 30 分鐘後移除。
- 避免血腫，24 小時內可以做冰敷，減少出血的情況。
- 24 小時只要沒有出血，就可改用熱敷來促進血液循環。沒有出血的情況下，也可以擦一些去瘀血藥膏。

3 每天做廔管附近肌肉的等長肌力訓練（握球等練習）

- 藉由運動來促進血液循環。

4 保持血中膽固醇等數值正常

- 血液廔管也是身體的其中一條血管，全身的膽固醇數值正常，血管塞住的機會就會下降。

5 維持健康的生活型態

- 避免抽菸，尼古丁會造成血管收縮。

187

⇢ 廔管出血該怎麼辦？

「廔管」是洗腎時為了將血液引出來，先用外科手術將動脈、靜脈連接起來所建立的對外通路，萬一受外力破裂，出血量每分鐘可達 600CC，是一般動脈的 4 倍之多（肱動脈流速約 150CC ／每分鐘），一旦沒有立刻止血，3 分鐘內可能就會休克，非常危險，不可不慎。

如果真的不小心破裂流血了，立即用手或是紗布加壓止血，盡速回醫院治療。廔管出血常見的原因如下：

穿刺部位出血

人工血管受到每週 3 次扎針造成破洞（常有人因為怕痛，而習慣要求打同一位置），傷口癒合不良。血液透析針管是 16 號針管甚至更粗（一般捐血是 18 號針，一般靜脈注射是 22 號針，號碼越小針越粗），而導致廔管的動脈血不斷流出。

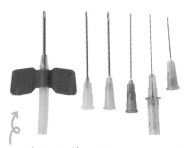

血液透析針管，號碼越小，針越粗（由左至右 16 至 25 號）。

廔管破裂出血

常見的原因是動脈瘤、偽動脈瘤和感染。其實血液透析如果是用自體血管，就是將動脈血引進靜脈，讓靜脈沖成比較厚的血管，以及流速比較快，所以本質上人工血管就是有動脈瘤的影子，如果血管又不正常的「擴大、膨脹」，就有可能真的變成動脈瘤或假性動脈瘤，這樣的人工血管非常容易破裂，請務必小心；另外如果有感染的情況，皮膚會變薄，也容易有破裂的風險。

凝血功能異常

腎友受「共病」影響，可能會服用多種藥物，有些藥物會影響

凝血功能，像是 Warfarin（華法林）抗凝血藥，就有可能會降低凝血功能，造成血液透析的傷口不易癒合，進而有出血的風險。

腎友一定要好好保護廔管，盡量不要碰觸廔管，夏天時也要用保護套保護著，萬一不慎破裂噴血，要立即用紗布或徒手加壓止血，並趕緊回醫院處置。現在也有專用的止血蓋，造型有點像寶特瓶蓋，將止血蓋按壓在出血點上，也可以協助止血。

不論是用紗布或是止血蓋止血，都一定要立即回醫院處理，到院前請勿拿開紗布或止血蓋，就算止血了有時仍需要開刀處理，最好回原醫院或是有心臟外科的醫院處理，否則大出血是會有生命危險的！

要怎麼通廔管？

血液透析患者常會遇到的問題就是廔管狹窄甚至阻塞，一旦有這個問題應立即就醫。現在各大醫院通廔管的手術都非常快速，通常手術本身前後大約 15 分鐘就完成了，也不用住院，當天就可以回家休息。

血管通路擴張術

通廔管的手術究竟怎麼做呢？通廔管的手術，全名叫血管通路擴張術（經皮血管內血管成形術 PTA）。醫師會選擇廔管動脈端靠近吻合處穿刺，由此打入顯影劑做血管攝影，確定廔管狹窄程度與位置後，再放進前端附有小氣球的導管到狹窄阻塞處，於血管腔中將小氣球充氣，用來撐開狹窄阻塞的血管段落。若經氣球擴張後成效不彰，亦可考慮放置血管內支架（需自費）來達到擴張的目的。

施行血管通路擴張術時，會有脹痛的情形，因此會注射少量鎮定劑及止痛麻醉藥，而術後會有縫線，約 7 至 10 天後拆線，未拆線前其傷口盡量不要碰觸到水。

NOTES

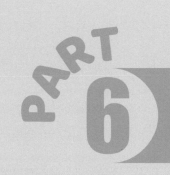

PART
6

腎臟移植術後的生活

你知道腎移植在台灣是用「加裝」的方式嗎？
怎麼說是加裝呢？就是將移植的腎臟裝進患者的肚
子裡，原本在背後的兩顆腎臟不動，移植完的病患，
肚子裡會有三顆腎臟喔！

腎臟移植怎麼做？

凌晨四點，究竟是誰打電話來擾人清夢，聽不太清楚電話那頭是什麼聲音。

「喂，陳德生！你排到 xxxx......」

我一時還沒回過神，電話那頭又大喊：

「陳德生！現在！立即！馬上到急診室抽血再比對一次，你排到腎臟移植了！」

移植小組的護理師，大喊的音量把我叫醒了。

我記得很清楚，那是 2012 年 6 月 19 日，正是工作最忙、壓力最大的一天，因為那天是醫院評鑑的日子！

在醫院工作的朋友都知道，醫院評鑑是個很令人疲勞的事，從評鑑前無止盡地開會、準備備審資料、一而再，再而三的重做、重做、再重做，過程中仍然不減原本就繁忙的醫療工作，勞心又勞力，簡直煩透了！

我其實已準備了很多資料，要在評鑑時跟委員報告。結果就在評鑑當天天未亮，我竟然排到腎臟移植？！

這手術可不是開盲腸或是割包皮，當天開完就可以馬上上工，腎臟移植手術是得住進加護病房觀察好一陣子的！

凌晨四點這一通電話，我大概花了 10 秒鐘思考，就決定去急診室抽血比對了。一方面覺得比對還是會有變數，又不一定會是我，這樣還是可以上班（**究竟有多愛上班啊？**），另一方面又不想放棄這樣千載難逢的機會，錯過了這次，不知道下次還排得到嗎？

　　「開刀下去，至少要住院一周，要一個月隔離休養，工作勢必得暫停，究竟要交接給誰？」

　　「腎臟移植是對洗腎患者最好的治療方式，但是機率非常低，這次不要，下次還能再排上嗎？」

　　「開刀有風險，睡下去，醒得來嗎？」

　　「移植後的排斥藥，會提高癌症風險，到底要不要吃？」

　　從接到電話到抽好血，其實也才半小時不到，天還是要亮不亮的灰白色，在冰冷的急診室內，看著人來人往的病患、護理師、醫師，我就坐著，但大概有 800 個念頭在腦中不停旋轉，心跳得很激烈，真的體會到心臟要跳出嘴巴的悶脹噁心感！

　　後來護理師跟我說可以先回去，等消息通知就好！凌晨五點我沒有回宿舍，直接到辦公室準備上班，腦海中各式各樣的想法仍然不停地冒出來，這是成年以來最徬徨的 4 個小時，完全不知道下一步該做什麼？

　　「喂，陳德生，確定是你了，快來辦住院吧！」

　　果然，不用掙扎了。

　　「老師，我排到腎臟移植，要去動手術了。」

跟組長報告後，她不可思議地張大雙眼，大概跟我想的一樣，這麼臨時突然，又卡到醫院評鑑，要考慮的事好多。

旁邊的王心宜同事一聽到這個消息，驚呼「太好了，恭喜你！」，真的有吃定心丸的效果，就勇敢面對手術吧！

本來覺得飛快的時間，在那 4 小時當中，突然變得漫長。

很多人對於手術都有一定程度的害怕，但其實在台灣的腎移植手術做得很好，不過你知道腎移植在台灣是用「加裝」的方式嗎？怎麼說是加裝呢？就是將移植的腎臟裝進患者的肚子裡，原本在背後的兩顆腎臟不動，所以移植完的病患，肚子裡會有三顆腎臟！

我們可以想像每顆腎臟上面有三條管子，其中兩條是血管（一條是腎動脈、一條是腎靜脈），這二條負責將血液流入及流出腎臟；另一條管子是輸尿管，從腎臟將過濾後產生的尿液流到膀胱暫存，等膀胱滿了再去廁所解尿。

我們可以用逆滲透的濾水器來比喻，濾水器流進跟流出的管線就像腎動脈跟腎靜脈，另外會有一條管路來排放廢水。

在腎臟移植手術的時候，醫師會將移植的腎臟，包含原本腎臟上面的三條管線（腎動脈、腎靜脈、輸尿管）移植到腹腔，將移植腎的腎動脈接到患者的股動脈、移植腎的腎靜脈接到患者的股靜脈、移植腎的輸尿管接到患者的膀胱上，然後再將新的腎臟固定在腹腔內。

然後就會觀察，患者股動脈的血流能否順利地流經移植腎的腎動脈到達移植腎，再從移植腎的腎靜脈流回股靜脈，完成移植腎的

血液循環。如果能順利的完成血液循環，通常新的移植腎就會開始過濾血液並製造尿液，產生的尿液會從輸尿管流到膀胱。

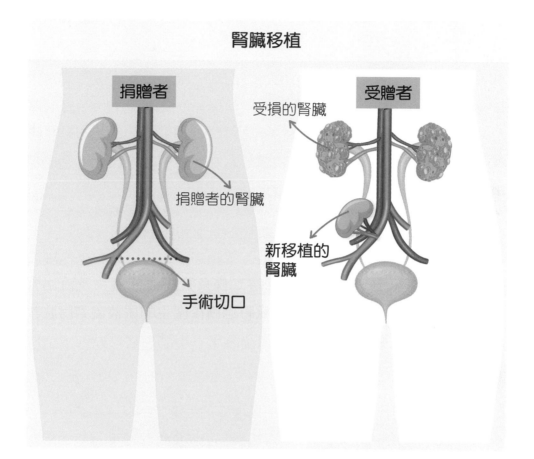

醫師這個時候會非常注意患者的各項數據，從有沒有發生急性排斥，到手術完成之前有沒有異常的情況，手術完成之後也會在加護病房觀察數日，就是要確認患者的身體情況。

在手術當中，以及之後住院的過程中，醫師會使用適當的抗排斥藥物，減少病患產生排斥反應，每個人狀況不一樣，藥物的選擇就會不一樣，請相信醫師的專業判斷。

腎臟移植前的準備，要花很多錢嗎？

以我為例，我是在台灣用比對的方式，慢慢排隊才排上的，除了住院及自費藥物之外，沒有額外多花錢。住院的費用因為每家醫院不同，個人還是建議付一點費用住單人病房，以減少感染的機率。在手術後因為抗排斥藥物的關係，身體的免疫力低下，盡量避免跟人群接觸，以減少感染的風險。

自費藥物，主要就是抗排斥藥物。我記得那時候打了兩針，一針六萬元，最貴的就是這個了，但為了順利移植，不要有急性排斥的狀況，我還是簽了同意書，自費打了兩針總共十二萬元，這裡要強調一下，並不是打了針就一定不會有急性排斥，也不是不打針就會有急性排斥，針劑的應用，主要依據主治醫師判斷病患當下的情況而定。

但是任何可能發生的情況，都是機率的因素，所以我建議依照病患個人經濟可以承受的程度，盡可能做到最多就好，畢竟移植的機會不是很大，好不容易比對上了，更要把握每個降低發生排斥的因素。

當然我也知道，的確有些人會前往大陸或新加坡花錢買腎臟，由於在台灣器官買賣是違法的，所以才會有人出國花錢買顆腎臟來移植，但這個費用就非常昂貴，而且逐年攀升。

在國外接受器官移植存在很多風險，像是手術本身的風險、國外醫師對病人病情的掌握程度，以及回台後台灣醫師對後續抗排斥藥物使用的精準程度等，都有差別，真的要三思而後行。

腎臟移植後的運動保健

→ 腎臟移植術後可以做運動嗎？

　　手術完成後，我醒了又睡，睡了又醒，其實不知道時間過了多久，慢慢地意識到手術應該做完了，發現自己躺在加護病房內，耳朵旁邊都是各式各樣的儀器聲音，有心電圖的嗶嗶聲、有打氣機的馬達聲、還有護理人員在病歷本上的書寫聲，明明很多聲音，但卻安靜地讓人備感壓力，這就是加護病房！

　　對我來說，在醫院工作時，就常要進到加護病房幫病人做床邊復健，所以對加護病房並不陌生，但是當角色轉換，自己躺在病床上，全身都是管子，最強的感官就是耳朵，那感受完全不一樣。

　　以前治療師的身分，一床走過一床，確認病人後，幫他做關節活動度，或者帶他做一些運動；現在轉換成病人的身分，躺在病床上，完全動彈不得，想要動手，手上都是管子不敢動，想要動腳，肚子上有手術的傷口，也不敢動，怕會痛，真的是動彈不得。

　　不知道過了多久，我突然意識到，我還是應該動一動身體。我當治療師時都會教導病人趕快多活動，可以減少住院天數、早點恢復健康，如今我變成病人，也該開始試著幫自己做運動。

　　於是就先從腳踝開始慢慢活動吧！轉一轉腳踝，接下來試試能不能動動手掌、手腕，把拳頭抓緊跟放鬆，幫助腳踝跟手掌活動後，再挑戰能不能活動膝蓋以及髖關節，果然活動膝蓋跟髖關節的時候，肚子上的傷口會痛，那就別勉強，還是休息吧！

往上的手肘跟肩膀實在連著太多管線了，不知道該怎麼活動，還是別動了，我就這樣一點一滴地找回我可以運動的關節。

移植手術後能不能做運動，當然可以做！但是治療師所說的運動，是認定只要關節開始有活動，就可以算是運動了！先找到可以動的關節，可以是手掌，也可以是腳踝，先開始動一動，把肢體慢慢地動起來，特別是末稍關節，只要開始活動就可以增加血液循環，血液循環的流動增加是恢復健康很重要的一個基礎。

踝關節運動 ⇢➡ 藉由小腿肌肉收縮促進血液回流，能有效達到消腫和避免血栓的目的。

【建議練習次數】有空就多做，次數沒有限制，平躺在床上就可以做。

【動作】
腳踝做旋轉的動作，好像在畫圈圈一樣，順時針跟逆時針都可以做。

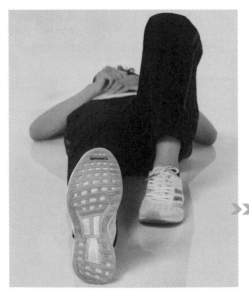 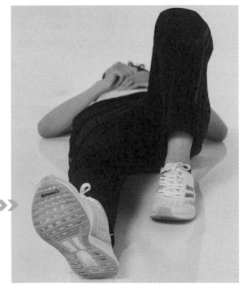

腕關節運動 ⁓→ 增加上肢的血液循環量。

【建議練習次數】一樣有空就多做，次數沒有限制。

【動作】
平躺在床上，手掌反覆抓握，抓到最緊跟放到最開的時候，再用力撐一下。同樣也可以旋轉手腕。

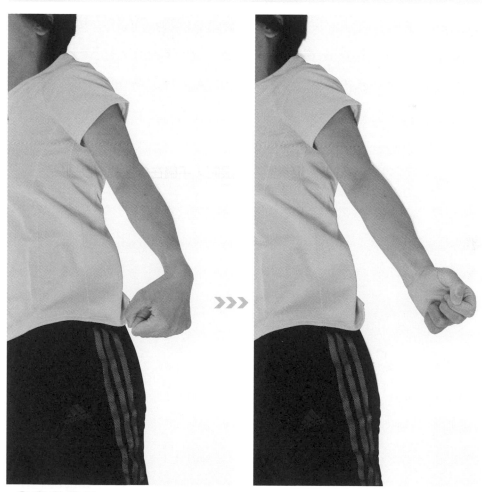

【物理治療師 分享護腎運動 TIPS】
這些動作可以刺激前臂肌肉的收縮，促進血液回流，同時對於後續復健手部動作很重要，但是請注意，手上可能有很多點滴正在注射，請避免移動打點滴的那隻手。

→ 腎臟移植後多久可以做一般運動？

原則上只要醫師評估可以出院回家，我認為就可以開始進行一般的運動了。

腎臟移植在台灣通常是植入在腹腔中，所以運動的大禁忌就是碰撞肚子，像是橄欖球之類的運動就非常不適合。

可以選擇一個人的運動而非競賽型的運動，自己去投籃玩籃球沒關係，三對三籃球比賽就不太適合；自己騎自行車運動沒關係，參加公路車競賽就不適合，大多數的運動都可以做了。

雖然我本來就不喜歡競賽型的運動，可是我滿喜歡騎腳踏車，一開始利用室內固定的腳踏車訓練，後來就開始騎 Ubike 訓練，有時上、下班刻意不坐捷運，就利用腳踏車來移動，從上班的地方騎回家差不多要 1.5 小時，這樣的運動量就非常足夠了。

腎臟移植後，幾乎所有的運動都解禁了，找到自己喜歡的運動最重要，現在就動起來吧！

箱蹲 ⫸ 增加坐到站的穩定度，訓練股四頭肌的肌力。

【建議練習次數】坐到站連續 10 下當一回合，每天從一回合慢慢進步到三回合。

【動作】

箱蹲就是從椅子上站起來，再坐回去的過程，就看你是坐在椅子上，還是坐在箱子上。首先坐在椅子上，重心稍微向前一些，可以只坐 2 分之一到 3 分之一的椅子，然後膝蓋彎曲的角度大於 90 度，重心向前之後直接站起來。

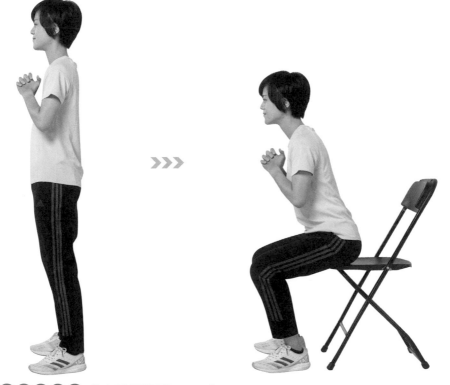

【物理治療師 分享護腎運動 TIPS】

● 一開始做運動的時候，當然以安全為最大的考量，像我們要訓練腿部的肌肉，可是也要避免跌倒，這個時候用「箱蹲」的方式就非常適合了。

● 如果會頭暈的腎友，可以在扶手旁邊做箱蹲，站穩之後確定沒有頭暈的情況，再慢慢地往回坐，往回坐的過程越慢越好，慢慢地向下坐可以訓練到我們的股四頭肌，這個訓練對於生活中很多需要坐到站的過程，都可以有效地練習，避免跌倒的情況發生。

棒式 ⋯⋯➡ 訓練核心肌群及上下肢的肌力。

【建議練習次數】一天 1 回合開始,慢慢增加到一天 3 回合。

【動作】
要把難度調低,最簡單的方法就是扶在椅子上,我們站在椅子的旁邊,雙手壓在椅子上,手肘彎曲,這個時候維持脊椎為一直線,這樣就是簡易型的棒式,可以從 10 秒鐘開始慢慢增加停留的時間。

椅子上棒式

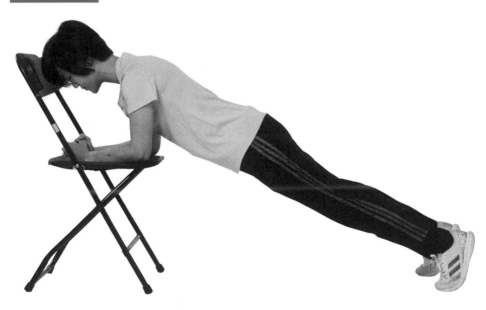

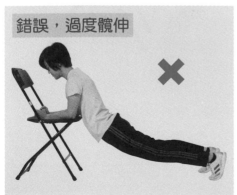
錯誤,過度髖伸

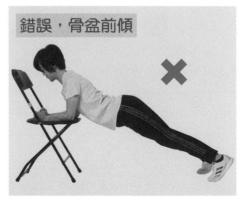
錯誤,骨盆前傾

　　訓練核心肌群及上下肢的肌力，對於腎臟移植的患者來說，因為腹腔裡面多了一個器官，所以整個軀幹部分的穩定就非常重要，駝背的姿勢其實會壓迫到我們的內臟器官，其實對移植的腎臟不好，所以我們盡可能要調整姿勢，讓我們的軀幹部分減少壓力。

　　大家常常做的「棒式」就可以有效地訓練我們的核心肌群，但是直接在地板上的方式太難了，核心肌群還沒有訓練到，就先訓練了雙手跟雙腳的肌肉力量，失去我們訓練的目的，而且如果因為難度太高，運動的過程中一直憋氣，其實對我們的腹腔也會產生過度的壓力，對於腎臟移植的患者來說，可能要從難度低一點的開始做起。

　　很多時候如果骨盆向前掉了，或者是髖關節過度的伸展，這都是錯誤的姿勢，請一定要避免，一開始真的不用要求太困難，椅子可以拿高一點的，停留的時間可以短一點，都可以把難度調低，核心肌群的訓練重質不重量，訓練對了才真的有練到核心肌群，如果難度太高，其實只是在憋氣而已。

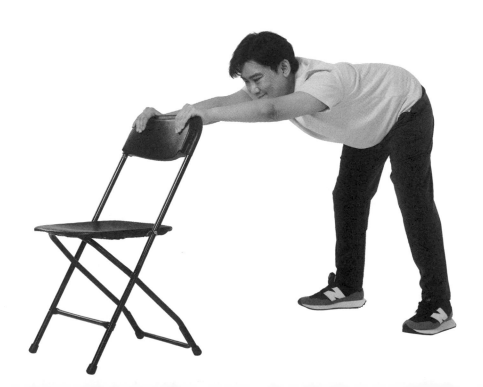

⇢ 腎臟移植後的胸椎活動度訓練

　　胸椎活動度會有三個方向的動作，分別是水平、旋轉跟側曲。增加胸椎活動度的目的，最重要的就是可以調整我們的姿勢，現代人姿勢不良常常滑手機當低頭族，胸椎會卡在駝背的方向，我們將胸椎的活動度放開，人就可以比較挺直，而且也可以呼吸的比較深，促進我們做有氧運動時的效率。

胸椎旋轉的動作 ⇢ 增加胸椎的活動度，提高整體軀幹的空間，給新的腎臟一個「豪宅」來住。

【建議練習次數】有空就可以多做，沒有次數限制。

【動作】
準備一張椅子，將左腳放上去，吐氣的時候，左手肘沿著水平面做向左邊的旋轉，轉到極限的時候停一下，可以慢慢地吸吐一口氣，感覺胸椎被旋轉開來的感覺，停留大概 10 秒鐘再慢慢回正，重複 10 次之後再換成右腳拿上來，身體向右轉，也是到極限停留 10 秒再慢慢回正，重複 10 次再休息。

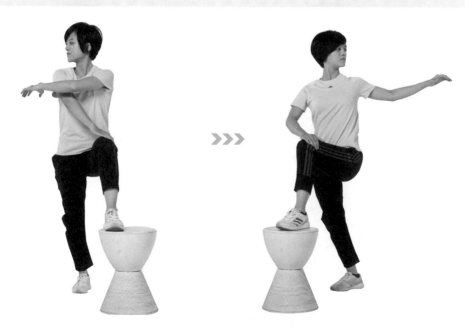

胸椎側曲的動作 ┅► 增加胸椎的活動度，提高整體軀幹的空間，給新的腎臟一個「豪宅」來住。

【建議練習次數】有空就可以多做，沒有次數限制。

【動作】

先將左腳拿上來，右手放在左膝上，深吸一口氣，吐氣時慢慢將左手舉高向右，會感覺到左邊的肋骨被打開，一樣到極限的時候停留 10 秒鐘再慢慢回正，重複 10 次之後，再換成右腳拿上來，左手放在右膝上，吐氣時右手舉高向左，重複 10 次再休息。

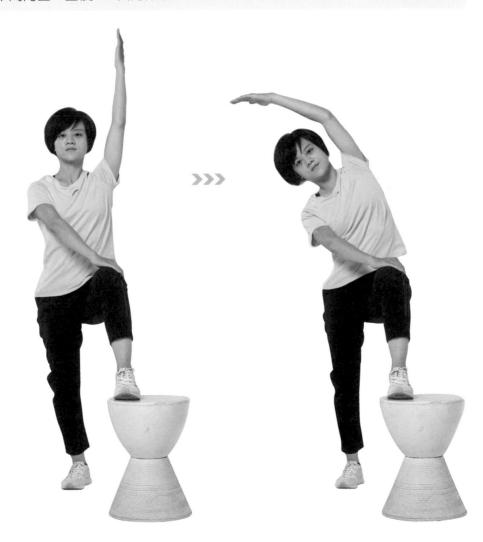

胸椎水平的動作 ⟶ 增加胸椎的活動度，提高整體軀幹的空間，給新的腎臟一個「豪宅」來住。

【建議練習次數】有空就可以多做，沒有次數限制。

【動作】
　身體站在椅子的後方，雙手撐在椅背上，面朝下站著，深吸一口氣，吐氣的時候慢慢將頭跟肩膀向地面移動，會感覺到肩膀後側跟胸椎有很緊繃的感覺，每次伸展可停留 10 秒鐘，再慢慢回來，重複 10 次。

　這個動作對於胸椎的壓力比較大，
　如果壓力產生在腰椎或是肩膀太多，就不對了，
　所以請在物理治療師或是醫師的監督下進行。

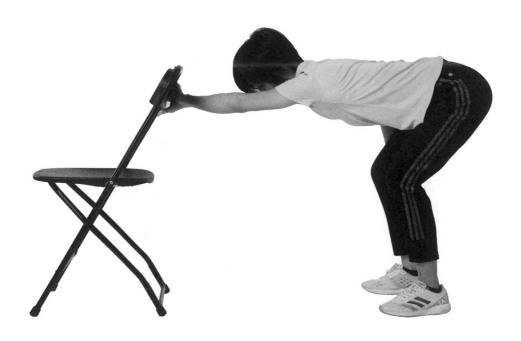

→ 腎臟移植後的運動注意事項

「教練，我是個腎臟移植患者，我可以學潛水嗎？」

某一天我跟潛水教練發問。

「這個你要問醫生才行喔！」

教練看起來也不知道可不可以接我這個學員。

「醫生，我可以去學潛水嗎？」

我看門診的時候問醫師這個問題。

「這個，我不知道，沒有聽說過腎臟移植的患者去學潛水，
你可以去試試看！」

醫師也沒遇過會想要潛水的腎移植患者。

我決定試試看，我自己評估的考量如下：移植的腎臟在腹腔內，大概半年左右的時間，腎臟跟周邊的組織就很緊密的結合，不太需要擔心會移動造成撕裂傷，然後連接股動脈及靜脈的血管、以及輸尿管，經過了半年的時間，也應該非常牢固了，不要太快速的拉扯，應該都不會受傷。

潛水，其實不會有很多快速的動作，從岸上到海裡面，要背著氣瓶移動，氣瓶很重，走不快，慢慢走就好。潛入海裡面，踢著蛙鞋移動，速度不會很快，動作也不會很大，是個很優雅的運動，加上我本來就不太害怕進到水裡面，所以練習潛水的時候，心理恐懼這一關很快就過了，接下來就是練習潛水的動作，跟一些手勢。

確認過應該不會發生二次受傷的情況，也確認在海裡面我有學會潛水的基礎知識，我就下海了！經過一段時間的潛水練習，我甚至拿到了潛水執照，我的教練發執照的時候，還是在海裡面頒發的，超級有儀式感！

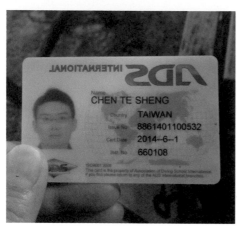

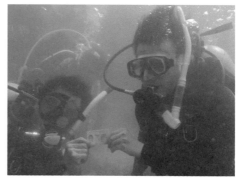

腎臟移植患者突破自我取得潛水執照。

　　腎臟移植之後，運動最重要的原則就是不可以擠壓到肚子。移植的腎臟放在我們的腹腔裡面，簡單地說就是在肚子的位置，所以運動時就是不可以擠壓到腹腔。

　　其實大多數的運動都很適合腎臟移植後的患者進行，只是碰撞型的運動，像是躲避球、橄欖球；還有劇烈甩動的運動，像是高空彈跳都不適合腎臟移植後的患者。

　　運動的好處非常的多，最重要的就是增加血液循環。血液循環增加了，這顆移植的腎臟也可以拿到比較多的血液供應，比較多的血液供應一方面可以確保身體的廢物能夠有效地排除，二方面也是供給移植的腎臟養分，讓移植的腎臟有一個好的新陳代謝。

→ 有助改善腎臟移植術後的運動治療法

可優先訓練下肢，但要留意移植側不過度伸展

腎移植後幾乎所有的運動都解禁，可以挑選自己喜歡的運動來做，如果真要說什麼運動比較適合，我覺得是下肢的訓練比較重要。一般來說，人的下肢所占的肌肉比例最高，當下肢的肌肉量足夠時，對我們的生活工作也比較容易，所以做下肢的訓練是最划算的。

唯一要注意的，就是移植那側的髖關節不要過度伸展。移植的腎臟是利用股動脈及股靜脈來當新的腎動脈及腎靜脈，所以過度的伸展怕拉扯到血管的縫線，如果不小心拉破了，那就會變成內出血，是很麻煩的。

所以移植如果在右邊腹腔，右腳的大腿就不要過度向後拉；如果是在左側，左腳的大腿就不要過度向後拉。大約需要半年到一年的時間讓縫合的血管成熟，之後就可以再慢慢地拉筋。

像是深蹲、飛輪或是一些訓練下肢的重訓器材，都可以有效地訓練下肢肌力。通常一開始運動時，可以找合格的教練或是物理治療師來協助運動，教練可以教導正確的動作，避免運動傷害，但是運動或多或少都會有一些傷害產生，這時候就需要物理治療師來幫你恢復健康。

正常來說，腎臟可以陪我們走完一輩子，有些人在離開世界後遺愛人間，捐出腎臟，這腎臟還陪著下一位幸運兒又走了半輩子，所以好好地保養腎臟，是可以讓腎臟用上兩輩子的。然而隨著老化，腎功能也會逐漸下降，尤其慢性腎臟病患者的腎功能退化的速度更快，若不好好保養，很快就會進到洗腎的情況，不可不慎！

腎臟移植後的生活注意事項

→ 腎臟移植後的飲食須知

能排到腎臟移植真的很幸運了，而且相對洗腎或慢性腎衰竭的飲食限制較少，只要留意以下事項就可以好好享受人生！

最重要的就是不能吃生食

因為長期服用抗排斥藥，身體的免疫力會稍微差一點點，生食裡面的細菌或是病蟲可能會因此在身體裡面滋長，所以要避免生食，常見的包括生魚片、沒有全熟的牛排、生菜沙拉等。

1 生菜沙拉 對腎移植手術後的患者來說，生菜沙拉就很不適合，除了生菜本身的生菌數之外，另一個影響因子就是鉀離子，生菜沙拉沒有經過烹煮，鉀離子含量較高，並不適合腎移植的患者。

2 加在熟食上的生食 像是台灣很常見的就是香菜，其實是食物烹煮完成後才加進去的，所以香菜沒有煮過，仍然算生食。

3 手搖飲料店的冰塊 因為沒有辦法確認是用煮沸的開水再結冰製成的，有可能是生水直接結冰而成，所以如果可以，減少喝手搖店的飲料。

4 放太久的熟食 不確定是否生菌又長回來，像是常見的鹽水雞、沒有再加熱的滷味、切開放很久的水果，這些都要注意。水果就是現洗現切趁新鮮趕快吃。

其他的像是溫泉蛋、涼拌黃瓜、壽司裡面的生黃瓜，這些也都是要注意的。

需節制飲食以維持理想體重，避免代謝症候群

另外，因為使用免疫抑制劑的關係，所以在腎臟移植病人中容易有類似代謝症候群的問題，像是高血脂、高血壓、肥胖等問題，因此飲食要格外注意下列原則：

可以用 BMI 來計算理想體重，BMI 的公式就是體重除以身高的平方（體重用公斤當單位，身高用公尺當單位）；例如我的身高是 165 公分、體重 60 公斤，BMI 算出來就是 22.03（$60 \div 1.65^2$），BMI 數值從 18.5 ～ 24 之間就是理想的體重範圍。

| 成人的身體質量指數（Body Mass Index, BMI）表 |

	身體質量指數（BMI）（kg/m2）	腰圍（cm）
體重過輕	BMI < 18.5	——
正常範圍	18.5 ≤ BMI < 24	——
異常範圍	◆輕度肥胖：27 ≤ BMI < 30 ◆中度肥胖：30 ≤ BMI < 35 ◆重度肥胖：BMI ≥ 35	男性：≥ 90 公分 女性：≥ 80 公分

另一個算法就是身高的平方乘 22 當成標準體重（身高的單位是公尺），在這標準體重加減 10％的範圍內，皆屬於正常體重範圍。例如身高 165 公分，標準體重就是 59.9（1.65×1.65×22），在 53.9 到 65.9 之間都是正常體重。

蛋白質攝取，以每公斤體重攝取 1 公克的蛋白質為原則

　　術後一個月內，因為身體剛經歷大型手術，需要多補充一些蛋白質，以每公斤體重攝取 1.3 至 1.5 公克的蛋白質來計算，像我的體重是 60 公斤，就建議一天吃 78g ～ 90g 的蛋白質。

　　一顆蛋大約有 7 克的蛋白質，100 克的雞胸肉大概有 30 克的蛋白質，其實要吃到夠量的話，基本上是一天要吃蠻多肉，必須要有點努力，才能吃到這麼多蛋白質。

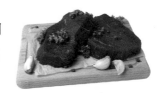

　　手術一個月以後，則以腎功能的指數來決定蛋白質的量，不同期數的腎功能蛋白質的量都不一樣，大原則是每公斤體重攝取 1 公克的蛋白質，像我的體重 60 公斤，就建議一天吃 60 克的蛋白質，但是精準的蛋白質攝取量，還是要詢問營養師。

適量攝取五穀根莖類，避免含精製糖加工食品

　　適量攝取五穀根莖類，像是飯、麵、米粉、冬粉、地瓜等，避免食用含精緻糖的加工食品，像是麵包、包子、麵線、麻糬、蘿蔔糕等，原則上每天還是要用五穀根莖類來當基礎熱量的來源，不然身體分解蛋白質來當熱量來源，反而會產生含氮廢物，造成腎臟的負擔，而且腎移植之後，還是要有充足的熱量來維持身體的基礎代謝。

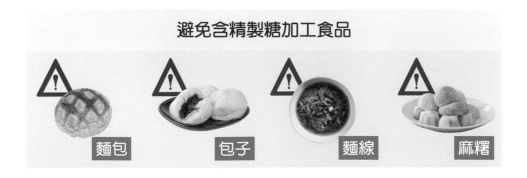

避免含精製糖加工食品

麵包　　包子　　麵線　　麻糬

每天約 1 ～ 2 個拳頭大小現切現吃的新鮮水果

任何的水果都好，就是新鮮現切現吃，不要切好之後在空氣中停留太久。水果當中只有兩個例外不要吃，那就是葡萄柚跟楊桃。葡萄柚因為可能影響免疫抑制劑濃度，以及對於高血壓藥物有影響，建議不要吃；楊桃則是腎臟病友，絕對避免食用的水果。

腎友應避免的水果

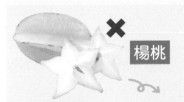

楊桃含有未知的神經毒素，腎病患者無法排出，應避免食用。

葡萄柚可能會影響免疫抑制劑濃度，及發生高血壓藥物交互作用，應避免食用。

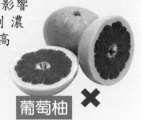

→ 腎臟移植後的工作

在台灣地區能夠排到腎臟移植，其實機會真的很不容易，一方面是每年捐贈的大愛腎真的不多，二方面就是台灣有 10 萬位洗腎患者，排隊等候的人真的很多，僧多粥少的情況下，每年大約只有 200 位洗腎患者能排到腎臟移植。

但一旦移植成功，身體狀況穩定之後，就可以正常工作，確實配合吃抗排斥藥，注意移植護理師教導的飲食原則，幾乎跟一般人的生活沒兩樣了！

很多移植後的患者覺得好不容易等到腎臟移植，會很擔心不小心把移植的腎弄壞了，以致提心吊膽、綁手綁腳地過日子。我想重申一個重要觀念，小心呵護移植腎當然很重要，但從捐腎恩人或其

家屬遺愛人間的美意，應該會希望捐出去的腎臟可以發揮最好的功用，意思是希望讓受贈者可以回歸正常的生活，不用再洗腎，甚至發揮正向循環，影響更多人做對社會有益的事。

洗腎的時候的確有身體上的障礙，是需要別人幫助的力量。但移植後的人生，接收了一個「還不了」的禮物，除了過好自己的生活外，還可以成為一位手心向下的人，成為一位有用的人。行有餘力時，更成為一位付出者，用健康的身體去做公益去幫助別人，我相信這種善舉應是捐贈者最樂見的！

→ 腎臟移植後可以出國嗎？

對移植患者來說，移植後的生活跟一般人幾乎是一樣的，想要出國就是買張機票就可以了，出國的注意事項跟平時生活都差不多。

出國前須打好打滿疫苗，降低國外染疫重症風險

自從 2019 年底新冠肺炎全球爆發之後，出國的其中一個條件就多了疫苗，對於腎移植患者來說，疫苗就像是兩面刃：不打疫苗，移植患者長期服用免疫抑制劑，身體免疫力下降、病毒的抵抗力不夠。

如果真的感染新冠病毒，變成重症的機會很大，變成重症可不是像重感冒那樣而已，有可能會演變成需要插管的肺炎，甚至住進加護病房，不僅患者本身非常難受，重症還有可能會危及生

命。根據統計研究指出，腎移植患者感染新冠肺炎，住院死亡率為20.5％，等於五位感染的腎移植患者，就有一位會死亡，這是非常高的比例。

腎移植患者若是打了疫苗，有些疫苗本身就會提高免疫力，免疫力一拉高，會不會身體就引發免疫風暴，造成排斥反應，身體開始排斥移植的器官，造成腎功能的下降，甚至移植的腎臟就壞掉了，又得回去洗腎？

正因為疫苗有這麼大的影響，打與不打都需要仔細考慮。最新實驗結果仍然建議腎移植患者要施打新冠病毒的疫苗，特別是要出國的腎友，而且最好是打到第三劑，畢竟我們生活在世界上最安全的台灣，有時候真的很難想像外國疫情的嚴重性。這病毒不停地出現變種變化，在世界各地都不停地造成大流行，而且好像沒有停止的跡象，腎友在台灣還可以考慮要不要打疫苗，但若要出國，在國外染疫的風險就很大了，疫苗一定要打，打疫苗的好處大於壞處。

至於打什麼牌子的疫苗，目前沒有明確證據指出哪個品牌最好，有打最重要！目前我已經打了四劑，也在 2022 年 7 月確診過，但是我確診時真的只有輕症，一點點發燒、一點點流鼻水，隔離 7 天裡面，到第 3 天就幾乎沒有症狀了，我想打了四劑的疫苗還是大有幫助的。

最後要提醒大家，就算打了疫苗也不是萬靈丹，特別是腎移植患者，根據美國及以色列的統計，打了二劑疫苗後，身體內有足夠抗體的比例不到 50％，也就是說仍然會被新冠病毒入侵，造成嚴重的後果，還是要勤洗手戴口罩，保持社交距離，保護自己，也保護家人！

➜ 營養補充品可以吃嗎？

留意跟抗排斥藥物的交互作用以及磷、鉀離子的限制

腎移植後的腎友，對於營養品的選擇，<u>最重要的就是要留意跟抗排斥藥物的交互作用</u>。

有些營養品號稱可以提高免疫力，像是靈芝類，抗排斥藥物會降低身體的免疫反應以避免排斥，如果又吃會提高免疫力的營養品，不就跟抗排斥藥物打對台了嗎？所以靈芝、雞精類反倒不建議食用。

再來就是腎移植之後，其實還是屬於「慢性腎衰竭」，<u>要依腎臟病的分期留意磷、鉀離子的限制</u>。

如果是第一期慢性腎衰竭，那營養品就只要注意跟目前服用的藥物有無交互作用就可以了，如果到了限制開始變多的第四、五期慢性腎衰竭，營養品的限制就多了，因此最好還是請教藥師或是腎臟科醫師再來決定。

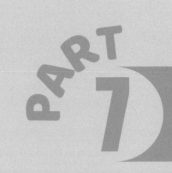

透析患者有哪些
社會資源？

我們國家對腎臟病患者有很多福利措施，不要
忘記腎友的權利哦！

可以申請補助款嗎？

透析患者有兩個重要的卡片，第一個是重大傷病卡，另一個是身心障礙手冊。

重大傷病卡是一定會拿到的。既然需要透析，當然就是腎功能壞掉了，所以就有「腎臟功能喪失」這個重大傷病。重大傷病卡可免除腎臟科看診的部分負擔，所以拿重大傷病卡看腎臟科會有優待，但是其他科別就不一定。申請重大傷病卡需要診斷證明、身份證及健保卡影本，可至各區健保局申請。

申請身心障礙手冊，就必須經過鑑定。大多數洗腎患者都可以在鑑定之後拿到身心障礙手冊，但沒有保證一定可以拿到。申請時需要準備診斷證明、身份證、印章、照片和身心障礙鑑定表至戶籍所在地的公所社會課申請。

身心障礙手冊的補助真的比較多，包括勞健保費減免、減免子女學雜費、職業訓練及訓練期間之生活補助、生活補助列冊／非列冊之低收入戶每月補助殘障生活補助、醫療看護費用補助，還有最常用到的免稅優待（如汽車牌照稅及綜合所得稅）、搭乘台鐵、高鐵半價優惠、捷運4折優惠、公立停車場或遊樂園半價或免費，就連看電影也享半價優惠。另外可以有公益彩券經銷權、優先申請公共場所開設零售商店或攤販及國民住宅、急難救助及就業輔導等社會福利。

| 透析患者補助參考 |

身心障礙者	承辦單位	對象	補助內容
生活補助	戶籍所在地公所社會課	◆領有身心障礙手冊 ◆未領其他生活補助 ◆沒有住在安養機構 ◆全家土地及房屋價值沒有超過650萬	◆低收入戶： 輕度4000元/月 中度以上7000元/月 ◆中低收入戶： 輕度3000元/月 中度以上4000元/月
租屋補助	戶籍所在地公所社會課	◆領有身心障礙生活補助者 ◆本人及血親或同住人名下沒有房屋者	◆單身家庭： 每月最高1600元 ◆二口家庭： 每月最高2600元 ◆三口以上家庭： 每月最高3600元 ◆均以租金總額50%為上限
停車辨識證	戶籍所在地公所社會課	◆領有身心障礙手冊 ◆領有駕照	◆身障或同戶籍家屬，其中一人可申請，一名身障者只能申請一張 ◆路邊停車免付費，但不適用私人收費停車場
學雜費減免	各級學校	◆身心障礙手冊本人及其子女 ◆就讀國內學校，家庭年所得未超過220萬	◆輕度：減免40% ◆中度：減免70% ◆重度/極重度：減免100%

➜ 電話諮詢服務

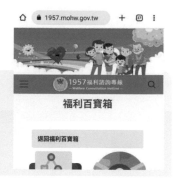

1957 福利諮詢專線

請以手機或室內電話撥打 **1957**
（每日上午 8 點至晚上 10 點）
http://1957.mohw.gov.tw/

各直轄市、縣（市）政府社會局（處）
身心障礙者福利與服務需求評估新制諮詢窗口

地區	電話
臺北市 1999	（02）2568-2829#221
高雄市 1999	（07）337-3079
新北市 1999	（02）2960-3456#2507
臺中市	東興區（04）2475-1695 陽明區（04）2228-9111#38704
臺南市	（06）295-2978
宜蘭縣	（03）932-8822#364
桃園縣	（03）332-2101#6326
新竹縣	（03）551-8101#3179
苗栗縣	（037）559-993　（037）559-976　（037）559-076
彰化縣	（04）726-4150#0810～0813
南投縣	（049）224-3985
雲林縣	（05）552-2618

地區	電話
嘉義縣	(05) 362-0900#2204
屏東縣	(08) 732-0415#5371、#5372
臺東縣	(089) 326-141#289、#290　(089) 340-720
花蓮縣	(03) 822-7171#382 ～ 384
澎湖縣	(06) 927-4400#533
基隆市	(02) 2420-1122#2232、(02) 2421-4141
新竹市	(03) 524-5559
嘉義市	(05) 222-0072
金門縣	(082) 318-823#2557
連江縣	(0836) 25022#302、#306

稅務上也有減免嗎？

　　只要開始洗腎，不管是選擇血液透析或是腹膜透析，在病理上就認定原來的腎臟失去作用，是「極重度」身心障礙人士。納稅義務人、配偶或申報受扶養親屬為領有身心障礙手冊或身心障礙證明（須檢附該手冊或證明影本），110 年度每人可減除 200,000 元，不要忘記自己的權利。

　　身心障礙者本人或家屬，可向戶籍所在地稅捐處提出申請，可免繳汽車牌照稅，一位身障者可以減免一台車。

　　而勞保失能給付可分為兩種，其一是終身無工作能力：領失能年金（98 年前有年資的才可一次請領），會被退保，不可再申請傷病給付。第二是未達終身無工作能力，可以領失能一次金，可繼續投保，可申請傷病給付。

「終身無工作能力」是指以下兩種情況之一

1	2
經審定失能狀態符合失能給付標準附表所定失能狀態列有「終身無工作能力」者，共計 20 項。	經審定失能程度符合第 1 至 7 等級，並經個別化專業評估工作能力減損達 70% 以上，且無法返回職場者。

　　要如何辦理呢？請逕洽投保單位辦理（已退保者可自行提出申請），可郵寄或送件至勞保局申請，只要檢附醫院出具的「勞工保險失能診斷書」，填妥「失能給付申請書及給付收據」即可。

重要提醒 需於醫院診斷為永久失能之日起 5 年內提出申請，以及不需要透過他人代辦，別讓勞保黃牛損害您的權益。諮詢管道可以從勞保局失能給付諮詢電話（02）2396-1266 轉 2250 或是勞保局官方網站失能給付專區 https://www.bli.gov.tw/0004838.html。

另外還有多項福利措施，但這部分是各地方縣市政府自行訂定，不同縣市福利措施不大相同，如有變動，請依各縣市政府網站公布資料為準。

以下是中華民國腹膜透析腎友協會整理的表格，該協會是非營利組織，編制除了秘書職有給薪，其他人都是志工，如果行有餘力的腎友或是腎友家屬，可以透過捐款管道，貢獻自己一份愛心 http://www.capd.org.tw/index.php/donate/。

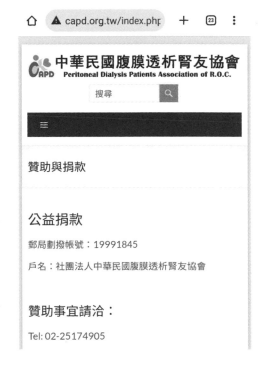

捐款管道

郵局（700）郵政劃撥帳號：19991845

戶名：**社團法人中華民國腹膜透析腎友協會**

究竟選擇血液透析或是腹膜透析較好？

慢性腎臟病在台灣約有 200 萬人，也就是大約每 11 個人就有一位慢性腎臟病患，而這群腎友當中，有些人還是要面臨洗腎這個難關，究竟該選擇血液透析還是腹膜透析較好呢？只有極少數的人會兩個方式同時做。

換言之，極少數的人同時裝有腹膜的管子，也有手臂上的廔管，但大多數人都彷彿在人生的十字路口，不知如何取捨血液透析還是腹膜透析？

兩個透析的方式都有其優劣，再加上每位腎友的狀況不一樣，最重要就是好好跟腎臟科醫師討論後再做最適合的決定。整理右頁表格提供大家評估參考。

附帶一提，這幾年因為新冠疫情嚴重，若原本選擇血液透析，還是得到醫療院所接受治療，無形中增加了群聚的風險，也許居家血液透析是個可行的方式，但是居家血液透析需要患者自己幫自己打上針，再接到洗腎機上，獨立完成整個血液透析的過程外，還要能處理緊急情況。

像是針沒打上漏了怎麼辦？中間停電洗腎機要怎麼處理？機器發出不同的警示訊號該怎麼辦？居家血液透析要求的程度其實沒有比腹膜透析來的容易，對於馬上就要面對洗腎的腎友，選擇居家腹膜透析是個可以考慮的選項。

PART 1

｜血液透析與腹膜透析｜

	血液透析	腹膜透析
操作者	護理師	腎友自己或是照顧者
洗腎地點	醫院或診所的洗腎室	家中或適合的場所
洗腎頻率	每週 3 次，每次 4 小時	每天 3～5 次，每次 30 分鐘
感染風險	◆ 血液感染 ◆ 群聚風險	腹膜炎風險
生活自由度	較低	較高
血壓等生化數值	變動較大	較為平穩

腎友得到新冠肺炎該怎麼辦？

在 2022 年的 7 月，我得到了新冠肺炎，一開始的症狀是有點鼻塞。在診所工作的好處就是大家都很有警覺心，馬上把我抓去快篩，快篩動作也很確實到位，檢測用的棉棒挖到底了，還轉了 5 秒，二邊的鼻孔都挖過，然後就看到了快篩試紙上出現二條線，快篩陽性，經過醫師判定就是確診了。第一件事就是趕快下班坐上防疫計程車回家隔離，然後通知前兩天有接觸的人，也請他們注意有無感染的現象。

時至今日，新冠病毒幾乎都是 orimcrom 的變異株，跟原本的 alpha、beta、delta，其實已經有些不一樣，最大特色就是非常容易向外傳染。在臨床上的症狀有發燒、咳嗽、呼吸急促、胸悶等，在台灣其實大多數人（大於 99％）都是輕症，也就是症狀並不明顯，所以很多人根本不知道自己已經帶原了，就把病毒再向外傳播出去。

輕症患者其實不用太緊張，大多數的人在一周內症狀就會緩解，而且病毒數量也會下降，不再擁有傳播的能力。少數人可能需要緊急就醫，像是會喘、血氧下降、意識改變等狀況，就要盡快就診。

對於腎友來說，以下注意事項請特別留意：

慢性腎衰竭的病友 要特別注意排尿量，有沒有尿量減少的情況，如果有，一定要立即去急診室報到。

洗腎的病友　不論是血液透析或是腹膜透析，都要立即跟洗腎室的護理人員通報，並且密切注意身體的狀況，有任何不適也是直接到急診室報到。

腎移植的病友　更是要立即通知開排斥藥的醫師，因為排斥藥會降低體內的免疫反應。能跟新冠病毒對抗的就是體內的免疫系統，所以排斥藥也會讓對抗病毒的能力下降，新冠造成的中重症機率很高，同時也可能因為免疫風暴造成移植的腎臟排斥，不小心就會重回洗腎狀態了，不可不慎。

要不要吃抗病毒藥？　orimcrom 幾乎都是輕症，大多數人都服用症狀治療的藥物就可以，像是退燒或是化痰的藥物來處理，幾乎不用吃到抗病毒藥。而洗腎患者比較特別是只有一種抗病毒藥可以用，就是莫納皮拉韋（Molunpiravir），在台灣只有特定的幾家醫院及診所有準備，可以先上衛福部的網站查詢。

　　我自己感染之後，立即居家隔離，幸好我本來就是採用腹膜透析，並在家中洗腎，不用去洗腎室，只要將藥水準備好之後，就可以在家中休息了。我很幸運，症狀很輕微，而且有些營養品本來家中就有準備，像是基本的維生素 B、C，還有抗氧化的葡萄籽、上呼吸道保養的紫錐菊；同時有連絡洗腎室的護理師，他們都會提醒，因為多喝水的情況，要注意血壓及體重，還有腳會不會腫，如果有水腫的情況，要用高濃度的藥水先幫助脫水，或是服用利尿劑來幫助排水，經過 7 天的隔離，狀況都很穩定，也順利返回職場工作了。

後記：洗腎是讓生活 不被改變的方式之一

「不要再告訴小朋友，你不乖會被警察抓去！」

這種恐嚇式的教學，除了效果很短暫之外，還有可能造成孩子的終身陰影！我到現在看到警察還是會怕怕的。

「你如果怎樣怎樣，你就會洗腎！」

只是我們醫療人員卻常常用這樣的口氣恐嚇患者。

身為腎友，我很清楚地知道面對要洗腎時的心理障礙。通常到了要洗腎程度的身體狀況，身體並不會多舒服：水腫、噁心、嘔吐外加呼吸急促，各項症狀已經讓腎友很不舒服，每天還要擔心是否有一天會走上「洗腎」這條路。

「洗腎」這二個字，就猶如所有的慢性腎臟病患者的佛地魔，知其名不知其形，在台灣社會好像很可怕，一旦碰到就發出一陣綠光，完、了，烏溜去……。

其實仔細想想，洗腎是一種治療方式，跟所有的吃藥打針一樣，都是為了「盡可能」不讓生活被改變，可是卻被形容成最後的大魔王，是不是有點奇怪呢？

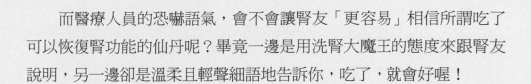

　　而醫療人員的恐嚇語氣，會不會讓腎友「更容易」相信所謂吃了可以恢復腎功能的仙丹呢？畢竟一邊是用洗腎大魔王的態度來跟腎友說明，另一邊卻是溫柔且輕聲細語地告訴你，吃了，就會好喔！

　　別忘了，眼前是身心俱疲的腎友，身體不舒服加上心理害怕，理智不一定站在選擇的前方。

　　因此我們反而要告訴小朋友，不要怕警察，看到壞人要去找警察。

同樣地，我們也可以告訴腎友——
不要怕！洗腎不是大魔王，
洗腎不是要改變你的生活，
而是讓生活不被改變的方式之一！

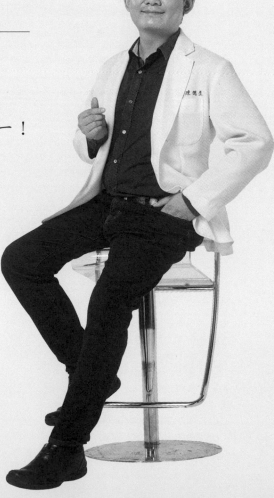

悅讀健康系列 HD3176

[圖解示範]
慢性腎臟病友的護腎運動健康學：專業物理治療師20年護腎關鍵筆記

作　　者／陳德生
選　　書／林小鈴
主　　編／陳玉春

行銷經理／王維君
業務經理／羅越華
總 編 輯／林小鈴
發 行 人／何飛鵬

出　　版／原水文化
　　　　　台北市民生東路二段141號8樓
　　　　　電話：02-2500-7008
　　　　　傳真：02-2502-7676
　　　　　原水部落格：http://citeh2o.pixnet.net
發　　行／英屬蓋曼群島商家庭傳媒股份有限公司城邦分公司
　　　　　台北市中山區民生東路二段141號11樓
　　　　　書虫客服服務專線：02-25007718；02-25007719
　　　　　24小時傳真專線：02-25001990；02-25001991
　　　　　服務時間：週一至週五上午09:30-12:00；下午13:30-17:00
讀者服務信箱E-mail：service@readingclub.com.tw
劃撥帳號／19863813；戶名：書虫股份有限公司
香港發行／城邦（香港）出版集團有限公司
　　　　　香港灣仔駱克道193號東超商業中心1樓
　　　　　電話：852-2508-6231　傳真：852-2578-9337
　　　　　電郵：hkcite@biznetvigator.com
馬新發行／城邦（馬新）出版集團 Cite (M) Sdn Bhd
　　　　　41, Jalan Radin Anum, Bandar Baru Sri Petaling,
　　　　　57000 Kuala Lumpur, Malaysia.
　　　　　Tel：(603)90563833　Fax：(603)90576622
　　　　　Email：services@cite.my

城邦讀書花園
www.cite.com.tw

美術設計＆繪圖／張曉珍
運動示範／陳庭蓁、陳德生
攝　　影／徐榕志（子宇影像工作室）
製版印刷／科億資訊科技有限公司
初　　版／2022年12月20日
定　　價／500元
ISBN：978-626-96478-8-0（平裝）
ISBN：978-626-96625-5-5（EPUB）

國家圖書館出版品預行編目資料

[圖解示範]慢性腎臟病友的護腎運動健康學：專業
物理治療師20年護腎關鍵筆記 / 陳德生著. -- 初版. --
臺北市：原水文化出版：英屬蓋曼群島商家庭傳媒股
份有限公司城邦分公司發行, 2022.12
　　面；　公分. －（悅讀健康系列：HD3176）
ISBN 978-626-96478-8-0（平裝）

1.CST: 腎臟疾病　　2.CST: 保健常識

415.81　　　　　　　　　　　　　　　　　　111015142